KARIN FISCHER

Studien zur Histopathogenese der Teschener Krankheit bei experimenteller und natürlicher Infektion

WISSENSCHAFTLICHE ABHANDLUNGEN

Nr. 35

STUDIEN ZUR HISTOPATHOGENESE DER TESCHENER KRANKHEIT BEI EXPERIMENTELLER UND NATÜRLICHER INFEKTION

von

KARIN FISCHER

DEUTSCHE AKADEMIE
DER LANDWIRTSCHAFTSWISSENSCHAFTEN ZU BERLIN

AKADEMIE-VERLAG · BERLIN
1958

Anschrift der Verfasserin:
Dr. med. vet. Karin Fischer
Forschungsanstalt für Tierseuchen,
Friedrich-Loeffler-Institut, Insel Riems

1958
Herausgegeben von der Deutschen Akademie der Landwirtschaftswissenschaften zu Berlin
Vorgelegt von Prof. Dr. H. Röhrer, Insel Riems
Erschienen im Akademie-Verlag GmbH, Berlin W 8, Mohrenstraße 39
Lizenz-Nr. 202 · 100/279/58
Satz, Druck und Einband: Druckhaus „Maxim Gorki", Altenburg
Bestell- und Verlagsnummer: 2068/35
Printed in Germany

Die vorliegende Arbeit stellt eine Fortsetzung und Erweiterung der von FISCHER und RÖHRER (20) 1955 veröffentlichten Arbeit über die Lokalisation des Virus der Schweinelähmung im Zentralnervensystem nach experimenteller intranasaler Infektion dar. Das Virus verursacht im Zentralnervensystem charakteristische histopathologische Veränderungen, die im folgenden beschrieben werden sollen. Zur Ergänzung dieser Befunde führten wir vergleichende Untersuchungen bei Anwendung verschiedener Infektionsmethoden und unterschiedlicher Virusstämme aus, um einen möglichst umfangreichen Einblick in die Histopathogenese zu gewinnen. Außerdem konnten eine Anzahl natürlich infizierter Tiere mit in die Untersuchung einbezogen werden.

INHALTSVERZEICHNIS

MATERIAL UND METHODEN

Das Material stammte von insgesamt 240 meist 6 bis 8 Wochen alten Ferkeln, die aus Versuchen im Rahmen der Erforschung der Teschener Krankheit zur Untersuchung gelangten. Über jedes einzelne Tier lagen genaue Aufzeichnungen über das Infektionsmaterial, die Infektionsart, die Inkubationszeit und das klinische Verhalten vor. Die Ferkel wurden alle lege artis obduziert. Erwähnenswerte pathologisch-anatomische Befunden fanden sich nicht, auch nicht am Zentralnervensystem (ZNS), das allein zur weiteren Untersuchung kam.

Die Gehirn-Rückenmarks-Schnitte wurden nach der Methode von NISSL und mit Hämatoxylin-Eosin gefärbt. Bei 6 Tieren erfolgte die Herstellung von Serienschnitten des gesamten ZNS, von Gehirn oder Rückenmark, während bei einer ganzen Anzahl von Tieren nur einzelne Abschnitte des ZNS dazu auszuwählen waren. Insbesondere machten die anatomischen Verhältnisse der Medulla oblongata die Herstellung von Serienschnitten erforderlich. Bei allen anderen Tieren gelangten meist 10 bis 12 Abschnitte des ZNS zur Untersuchung.

Von 143 intranasal (i.n.) infizierten Tieren waren 51 im präparalytischen Infektionsstadium nach 24 Stunden bis zu 13 Tagen post infectionem (p.i.) getötet worden und die restlichen 98 im paralytischen Infektionsstadium zwischen dem 1. und 11. Lähmungstag sowie je 1 Tier 86 Tage und 136 Tage nach Krankheitsbeginn. Von 51 intracerebral (i.c.) infizierten Tieren gelangten 6 im präparalytischen Stadium zur Tötung. Ferner erstreckten sich die Untersuchungen auf 15 durch Kontaktinfektion, 10 durch orale Infektion, 10 durch intramuskuläre (i.m.) und 5 durch intravenöse (i.v.) Infektion erkrankte Tiere. Weitere 6 Versuchstiere wiesen stumme Infektionen auf. Zahlenmäßig hier nicht mit erfaßt ist eine ganze Anzahl von Passagetieren und Tieren, die ohne Krankheitserscheinungen getötet wurden.

Außer den in Teil I der Arbeit angegebenen Virusstämmen — Klobouk I, Medlovice und Dèdice — wurde ein aus Einsendungsmaterial des Tiergesundheitsamtes Jena isolierter Stamm verwendet, der die Bezeichnung Stamm „Jena" erhielt. Das Material stammte von einem Seuchenausbruch in Thüringen, über den HUBRIG und OHDER (32) 1954 berichteten. Die mit Stamm Klobouk infizierten Tiere sollen als Gruppe A, die mit Stamm Medlovice und Dèdice als Gruppe B und die mit Stamm Jena infizierten als Gruppe C bezeichnet werden.

Die zahlenmäßige Verwendung der einzelnen Stämme ist aus Tabelle 1 zu ersehen.

TABELLE 1

Infektionsstadium	Infektions-art	Stamm		
		Klobouk A	Medlovice Dèdice B	Jena C
Präparalytisch	i. n.	12	18	21
	i. c.	—	6	—
Paralytisch	i. n.	38	17	37
	i. c.	12	26	7
	Kontakt	—	—	15
	oral	—	—	10
	i. m.	—	—	10
	i. v.	—	2	3
Stumme Infektion		1	1	4
Gesamtzahl der Tiere:		63	70	107
Insgesamt: 240				

Die i.n. und i.c. Applikationsart des Virus ist im einzelnen in der früheren Arbeit geschildert worden.

Kontaktinfektionen konnten, wie schon in Teil I erwähnt, erstmalig nach 5 Jahren bei Arbeiten mit dem kurz vorher aus Praxismaterial isolierten Stamm Jena festgestellt werden. 2 Jahre später wurde wiederum ein durch Kontakt infiziertes Tier beobachtet, welches wenige Stunden nach Eintritt paralytischer Symptome getötet wurde. Als auslösender Faktor für das Manifestwerden der Infektion könnte in diesem Fall die Belastung des Organismus durch die Blutentnahme vermittels Herzpunktion eine Rolle spielen.

Zur oralen Infektion, die ebenfalls mit Stamm Jena durchgeführt wurde, fütterten wir die nüchteren Versuchstiere mit einer kleinen Menge Schrot, der 10 bis 30 ccm einer unzentrifugierten 10%igen Virussuspension beigemischt waren. 3 Tieren (Nr. 214, 215, 220) wurde zusätzlich etwas von dem Infektionsmaterial mit einem Wattetupfer in die Rachengegend eingerieben. Die erkrankten Tiere wurden zwischen dem 1. und 3. Krankheitstag getötet.

Die i.m. Infektion (Stamm Jena) ist bei 5 der Versuchstiere mit je 6 bis 8 ccm einer 10%igen Virussuspension an verschiedenen Stellen der Zungenmuskulatur vorgenommen worden. Sie erkrankten nach einer 6 bis 9tägigen Inkubationszeit. Die 5 anderen Tiere, welche 6 bis 12 und 17 Tage p.i. charakteristische Krankheitserscheinungen aufwiesen, bekamen je 20 ccm der gleichen Virussuspension auf die Muskulatur beider Oberschenkel verteilt. Örtliche Entzündungserscheinungen konnten im Bereich der Injektionsorte nicht festgestellt werden. Die erkrankten Tiere wurden kurz nach dem Auftreten klinischer Symptome getötet.

Zur i.v. Infektion erhielten die Tiere 10 bis 15 ccm einer gut zentrifugierten 10%igen Viruszubereitung langsam in die Ohrvene injiziert. Krankheitserscheinungen traten nach einer Inkubationszeit von 5 bis 11 Tagen und bei einem weiteren Tier 21 Tage p.i. auf. Die Tötung erfolgte wenige Stunden nach Beginn der klinischen Symptome.

Alle histopathologischen Befunde wurden zur besseren Übersicht für die Auswertung in Tabellen und später zusammenfassend in Zeichnungen eingetragen, die durch verschiedene Zeichen die Art und den Grad der Veränderungen in den einzelnen Abschnitten des ZNS ersichtlich machten. Vielfach wurde unsere Arbeit durch das Fehlen normalanatomisch-histologischer Daten des ZNS vom Schwein erschwert. Für das Rautenhirn konnten wir die 1954 erschienene Arbeit von HOFFMANN (29) verwenden.

DIE HISTOPATHOLOGISCHEN VERÄNDERUNGEN DES BULBUS OLFACTORIUS

1. Bei intranasaler Infektion

a) Im präparalytischen Infektionsstadium (Abb. 1, 2)

Bereits am 3. Tag p.i. können gleichzeitig mit dem ersten Virusnachweis die initialen entzündlichen Veränderungen im Bulbus olfactorius beobachtet werden. Alle übrigen Abschnitte des ZNS weisen zu diesem Zeitpunkt noch keinerlei Anzeichen einer morphologisch faßbaren Alteration auf. Spätere im Jahre 1956 mit dem Virusstamm Jena durchgeführten Untersuchungen des Bulbus olfactorius zwischen 6 und 72 Stunden p.i. zeigten schon 24 Stunden (Virusnachweis indirekt[1])) und 48 Stunden nach der Infektion übereinstimmend mit dem Virusnachweis die ersten auftretenden entzündlichen Veränderungen. Diese frühen histopathologischen Veränderungen, die in unterschiedlicher Ausprägung bei den 13 zwischen 24 und 72 Stunden p.i. untersuchten Tieren vorhanden waren, bestehen in infiltrativen Vorgängen an den Gefäßen. Das Lumen der Gefäße ist weit und teilweise stärker mit Blutzellen gefüllt. Der Beginn der Infiltration wird gekennzeichnet durch einzelne lymphoide Zellen, welche sich am Rande des Gefäßlumens ablagern, während die Endothelzellen deutliche Schwellungszustände erkennen lassen. Vorzugsweise werden — wie im späteren Infektionsstadium auch in allen übrigen Teilen des ZNS — Venen mittlerer und geringerer Weite betroffen. Das Tier Nr. 1 aus der Gruppe C ließ 24 Stunden p.i. im Bereich der Fila olfactoria superficialis neben Hyperämie und Schwellung der Gefäßendothelien einzelne, das Tier Nr. 2 48 Stunden p.i. mehrere vaskuläre interadventitielle Rundzellinfiltrate an kleineren und mittleren Gefäßen erkennen. Ein größeres Gefäß wies beim Tier Nr. 2 bereits eine perivaskuläre Zellanordnung auf. Das in gleicher Weise infizierte und 48 Stunden p.i. getötete Tier Nr. 3 zeigte nur an einzelnen Gefäßen randständige Infiltratzellen und eine nicht deutlich erkennbare Schwellung der Endothelien. Es ist fraglich, ob dieser Befund als positiv gewertet werden kann. Die Ergebnisse des Virustestversuches lassen darüber keinen Schluß zu, weil eine gemischte Suspension je eines Riechkolbens von Tier Nr. 2 und 3 bei zwei Versuchstieren nach einer Inkubationszeit von 9 bzw. 19 Tagen die typischen Krankheitssymptome hervorrief. Ähnliche

---

[1]) Das Testtier ist nicht erkrankt, erweist sich aber bei der Infektion mit bekannt infektiösem Virus als immun = indirekter Virusnachweis.

Befunde wie bei Tier Nr. 3 fanden sich auch bei einem nach 45 Stunden p.i. und einem nach 54 Stunden p.i. getöteten Tier (indirekter Virusnachweis), während ein weiteres nach 54 Stunden p.i. ein perivaskuläres und mehrere vaskuläre Infiltrate im Bereich des Geflechtes der Fila olfactoria superficialis erkennen ließ. Bei zwei 60 Stunden p.i. getöteten Ferkeln, bei denen aus technischen Gründen keine Prüfung des Virusgehaltes erfolgte, stimmten die Verhältnisse mit den bei Tier Nr. 3 geschilderten überein. 68 Stunden p.i. (indirekter Virusnachweis) waren bei beiden Tieren schwache Gefäßinfiltrate wiederum in der Schicht der Olfactoriusfasern anzutreffen.

Das 72 Stunden p.i. untersuchte Tier Nr. 14 aus der Gruppe A verdient eine besondere Erwähnung. Alle vaskulär infiltrativen Prozesse waren hier sehr stark ausgeprägt und gingen mit einer Pleozytose des Liquors von 381/3 Zellen einher. Vereinzelt konnten auch bei diesem Tier in den adventitiellen Lymphräumen der Gefäße Zellen von lymphozytärem Charakter neben mononukleären Zellen mit weniger chromatinreichem Kern beobachtet werden. Diese Infiltratzellen bildeten um das Gefäßlumen je nach dem Grad ihrer Ausbildung ein- bis zwei- oder mehrschichtige Zellmäntel von meist unregelmäßiger Anordnung. Kernteilungsfiguren fanden sich bei den Infiltratzellen nicht sehr häufig; karyorrhektische Vorgänge, wie sie später vor allem bei den Gefäßinfiltraten im Rückenmark anzutreffen sind, ließen sich nicht nachweisen (Abb. 5).

Eosinophile Leukozyten waren als Infiltratzellen nur bei den Tieren aus der Gruppe C schon 3 Tage nach der Infektion, bei der A- und B-Gruppe erst vom 6. Tag p.i. festzustellen. Im übrigen setzen sich die zelligen Infiltrate an den Gefäßen aus mononukleären lymphoiden Zellelementen zusammen. Übereinstimmend mit anderen Untersuchern konnten wir unter den Infiltratzellen weder 24 bis 72 Stunden p.i. noch während des gesamten Infektionsablaufes polymorphkernige Leukozyten nachweisen, wie sie im Frühstadium der menschlichen und tierexperimentellen Poliomyelitis beschrieben werden. Auf einige Ausnahmefälle soll später noch eingegangen werden.

Die beschriebenen Gefäßinfiltrate lokalisieren sich, wie bereits dargelegt, in der Schicht der Fila olfactoria superficialis, und nur bei dem Tier Nr. 14 konnten auch in der Glomerula- und Molekularschicht vaskulär infiltrative Prozesse nachgewiesen werden. Das mit dem gleichen Infektionsmaterial wie Tier Nr. 14 infizierte Ferkel wies geringgradige vaskuläre Infiltrate sowie Schwellung der Gefäßendothelien nur im Bereich der superfiziellen Olfactoriusfasern auf. Diese Bevorzugung des weit ausgebreiteten Fasergeflechtes der Fila olfactoria superficialis findet sich nicht allein im frühen Infektionsstadium nach i.n. Infektion, sondern ist in allen Stadien des Infektionsablaufes — selbst bei einem großen Teil der i.c. infizierten Tiere im späten präparalytischen und im paralytischen Krankheitsstadium — zu erkennen sowie ferner bei oral, i.m. und durch Kontaktinfektion infizierten Tieren, soweit diese überhaupt entzündliche Veränderungen der Riechkolben aufweisen (s. u.).

Die weiteren am 3. Tag p.i. untersuchten Tiere gehörten den Gruppen C und B an. Die auftretenden pathologisch-histologischen Veränderungen entsprechen

den eben geschilderten. Sie weisen jedoch allgemein eine geringere Prozeßintensität auf als bei Tier Nr. 14. In gleicher Weise trifft dieses für die am 4. und 5. Tag p.i. untersuchten Tiere (Gruppe B) zu, die auch sonst keine Abweichungen von dem am 3. Tag p.i. geschilderten Verhältnissen erkennen lassen.
Bei den am 6. Tag p.i. untersuchten Tieren Nr. 26 und 27 aus der Gruppe A und den Tieren Nr. 32 und 33 (Gruppe C) traten zahlreiche und z. T. massive vaskuläre und perivaskuläre Infiltrate in Erscheinung, die wiederum die schon erwähnte Bevorzugung der äußeren Schichten des Bulbus olfactorius erkennen ließen und sich jetzt im Gegensatz zu der anfänglich noch begrenzten Lokalisation in der ganzen Schicht der superfiziellen Olfactoriusfasern ausbreiteten und auf der anderen Seite bis in Ventrikelnähe kamen. In der Mitrazellenschicht waren herdförmige und z. T. auch diffuse in die Molekularschicht ausstrahlende Infiltrationen zu sehen, die bei keinem der zu einem frühen Zeitpunkt getöteten Tiere beobachtet werden konnten. Die Zellanalyse dieser Infiltrationen der Mitralzellenschicht ergab vorwiegend rundzellige Elemente mit Beteiligung von Mikrogliazellen. In ihrem Bereich wiesen die Ganglienzellen bei den Tieren beider Gruppen erhebliche Schäden auf, und die ihnen benachbarten zeigten alle Übergänge von leichteren bis zu schweren degenerativen Veränderungen. Meist war die Nisslsubstanz der Mitrazellen zusammengeballt und färbte sich dunkel. Die Zellkerne waren ebenfalls pyknotisch oder nicht sichtbar. Die Zellfortsätze traten manchmal besonders deutlich hervor. Teilweise fehlten die Ganglienzellen völlig. Echte gliöse Neuronophagien wurden jedoch vermißt und konnten von uns auch niemals im Bulbus olfactorius beobachtet werden. Einschränkend ist hierzu zu sagen, daß die Ganglienzellen der Mitralzellenschicht ebenso wie die Purkinjeschen Zellen im Kleinhirn eine besondere Empfindlichkeit aufzuweisen scheinen. Daher bewerteten wir diese Ganglienzelläsionen der Mitralzellenschicht nur mit größter Vorsicht, insbesondere bei fehlenden infiltrativen Prozessen. Überraschenderweise waren unter den Infiltratzellen in der Mitralzellenschicht bei Ferkel Nr. 26 und in beschränkterem Maße auch bei Ferkel Nr. 27 Zellen mit dem Aussehen polymorphkerniger Leukozyten anzutreffen, die sich vereinzelt auch in der Nachbarschaft infiltrierter Gefäße in der Molekularschicht fanden. Aus technischen Gründen konnte die Oxydasereaktion leider nicht ausgeführt werden, so daß sich das Vorhandensein polymorphkerniger Elemente nur vermuten läßt (Abb. 6, 7). In anderen Abschnitten des ZNS konnten ähnliche Befunde noch in einigen weiteren Fällen erhoben werden, worauf später zurückzukommen sein wird (s. S. 84).
Die anderen Tiere, welche am 6. Tag p.i. zur Untersuchung gelangten (Gruppe B und C), wiesen z. T. bedeutend geringgradigere entzündliche Veränderungen auf, die sich fast ausnahmslos auf vaskuläre und perivaskuläre Prozesse im Bereich der superfiziellen Olfactoriusfasern beschränkten. Das gleiche gilt auch für die am 7. Tag p.i. untersuchten Tiere (Gruppe B). Es sei in diesem Zusammenhang erwähnt, daß vom 6. Tag p.i. an entzündliche Vorgänge auch in den übrigen Teilen des ZNS gleichzeitig mit dem Nachweis von Virus erstmalig festgestellt werden konnten.

Die Befunde vom 8. Tag p.i. in den Gruppen A und C stimmen weitgehend in ihrer Intensität und Lokalisation mit den geschilderten Veränderungen am 6. Tag p.i. bei den Tieren Nr. 26 und 27 sowie Nr. 32 und 33 überein, abgesehen von dem Fehlen polymorphkerniger Leukozyten. Bei den Tieren der Gruppe B konnten zu diesem Zeitpunkt neben Gefäßinfiltraten in allen Schichten, vorzugsweise in den oberflächlichen Olfactoriusfasern, erstmalig auch in der Mitralzellenschicht Infiltrationsherde und der Untergang von Ganglienzellen beobachtet werden.

Am 10. Tag p.i. ergeben sich für alle Gruppen die gleichen Verhältnisse wie am 6. und 8. Tag. Bei dem Tier Nr. 46 (Gruppe A) konnte kein positiver Befund erhoben werden. Da keine Serienschnitte angefertigt wurden, ist es möglich, daß geringgradig vorhandene Veränderungen unserer Aufmerksamkeit entgingen. Ein völliges Fehlen von Veränderungen bei diesem Tier wäre überraschend, da im Bereich des Tractus olfactorius communis wohlcharakterisierte entzündliche Reaktionen zu finden waren, die den Veränderungen bei dem mit dem gleichen Infektionsmaterial infizierten Tier entsprechen. Von besonderem Interesse erscheinen uns die Tiere Nr. 48 und 49 (Gruppe B und C), bei denen übereinstimmend die im Fasergeflecht der Olfactoriusnervenbündel auftretenden vaskulären Infiltrationsprozesse eine maximale Stärke und Ausdehnung erreichten, während entzündliche Reaktionen in den übrigen Abschnitten des ZNS fast völlig fehlen. Nur bei Tier Nr. 48 waren weiterhin geringe Gefäßinfiltrate in der Glomerulaschicht und im Stratum moleculare vorhanden.

Die beiden am 13. Tag p.i. getöteten Tiere zeigten schwere entzündliche Läsionen, die aber im wesentlichen den bereits geschilderten Prozessen am 6. Tag p.i. der Gruppen A und C entsprechen. Bei dem einen Tier konnte eine größere Vene mit ausgeprägter perivaskulärer Infiltration in Nachbarschaft des Bulbusventrikels bemerkt werden, ein verhältnismäßig seltener Befund bei den i.n. infizierten Tieren aus der Gruppe A.

b) Im paralytischen Infektionsstadium (Abb. 3)

Mit dem Auftreten von Krankheitserscheinungen bleiben die eben vorgewiesenen Veränderungen und ihre Lokalisation grundsätzlich die gleichen und unterscheiden sich in der Mehrzahl der Fälle gradweise wenig von den bei den Tieren Nr. 32 und 33 dargestellten Verhältnissen. Bei einzelnen Tieren aus allen Gruppen finden sich z. T. sehr zahlreiche vaskuläre und massive Infiltrationen in der Mitralzellenschicht, die zu ausgedehnter Zerstörung der Ganglienzellen führen können. Dies gilt insbesondere für die zwischen dem 1. und 3. Krankheitstag im moribunden Zustand getöteten Tiere der Gruppe C, welche neben vielfachen Gefäßinfiltraten eine stark diffuse Durchsetzung des Stratum moleculare mit gliösen und hämatogenen Zellelementen aufweisen. In gleicher Weise erscheint die Mitralzellenschicht in ihrer gesamten Ausdehnung massiv infiltriert, so daß nur noch wenige Mitralzellen oder deren Reste als blaßgefärbte bis farblose, schattenartige, aufgequollene oder geschrumpfte Gebilde erkennbar sind. Die perivaskulären Infiltrate kommen bis in die Nähe des Bulbusventrikels und können hier ungewohnte Ausmaße erreichen.

In einem späteren Krankheitsstadium, d. h. beginnend vom 3. bis 4. Lähmungstag, treten häufig neben oder anstelle der rundzelligen Infiltratzellen der Gefäße mehr langgestreckte zellige Elemente in Erscheinung, die das Gefäßlumen zwei- bis dreischichtig umlagern und aus gewucherten Gefäßendothelien und Adventitiazellen bestehen. Die Mehrzahl der Gefäße bekommt dadurch ein strangartiges Aussehen, was besonders bei den Kapillaren ins Auge fällt.

Es ist bemerkenswert, daß sich bei den vom 5. bis 11. Lähmungstag untersuchten Tieren (Gruppe A) die entzündlichen Reaktionen im Bulbus olfactorius auf spärliche vaskuläre Infiltrate beschränken, während gleichzeitig schwere histopathologische Prozesse im Rückenmark ablaufen (s. S. 57). Bei dem Tier Nr. 142 (Gruppe C) konnten 86 Tage nach dem Auftreten von Lähmungserscheinungen strangartig hervortretende kapilläre Gefäße und spärliche Reste einer rundzelligen Infiltration bei mehreren Gefäßen im Fasergeflecht der Fila olfactoria, aber auch in anderen Schichten beobachtet werden. Die Mitralzellen waren streckenweise ausgefallen, während andere einen geschädigten Eindruck erweckten. Dagegen ließ das 136 Tage nach Krankheitsbeginn getötete Tier Nr. 143 (Gruppe C) im Riechkolben keinerlei Spuren des Infektionsgeschehens erkennen.

Die stumme Infektion, die nicht mit zum paralytischen Krankheitsstadium gerechnet werden kann und Tiere mit i.n., i.c., i.v. und oraler Infektion umfaßt, soll aus Gründen einer lückenlosen Darstellung kein gesondertes Kapitel erhalten. Bei dem Tier Nr. 237 (Gruppe C) war die stumme Infektion mit wenig deutlichen vaskulären Infiltraten im Bereich der Fila olfactoria superficialis vergesellschaftet, während ein zweites Tier (Gruppe C) mehrere rundzellige perivaskuläre Infiltrate kleinerer Venen zeigte, die sich über alle Schichten ausbreiteten, ohne eine größere Intensität zu erreichen. In einem weiteren Fall (Gruppe A) fanden sich kleinere Gefäßinfiltrate im Tractus olfactorius (Riechkolben nicht untersucht).

Völlig negative Befunde des Bulbus olfactorius nach i.n. Infektion konnten, abgesehen von den schon erwähnten Tieren (Nr. 46 und 143), nur bei 2 Tieren erhoben werden, die sich durch eine verlängerte Inkubationszeit von 27 Tagen auszeichneten. Die mit dem gleichen Infektionsmaterial infizierten Tiere erkrankten bereits nach 10 bis 14 Tagen und wiesen typische entzündliche Veränderungen der Riechkolben auf.

2. Bei intracerebraler Infektion

a) Im präparalytischen Infektionsstadium

Es fanden sich bei den am 3. Tag p.i. untersuchten Tieren (Gruppe B) keinerlei entzündliche Veränderungen im Bulbus olfactorius, während in den übrigen Abschnitten des ZNS schwache Reaktionen als Ausdruck des Infektionsgeschehens festgestellt werden konnten. Erst die Tiere, die am 6. Tag p.i. zur

Tötung gelangten, wiesen mehrere Gefäßinfiltrate von mittlerem Ausmaß vorwiegend im Bereich der Fila olfactoria auf. Nur bei einem Tier fanden sich auch in der Glomerula- und Molekularschicht vaskuläre Infiltrate innerhalb eines begrenzten Bezirkes. Zwei am 8. Tag p.i. getötete Tiere zeigten keinerlei histopathologische Veränderungen der Riechkolben.
Von den 6 mit dem gleichen Virusmaterial (Gruppe B) infizierten Kontrolltieren wurden 4 nach 7- bzw. 8tägiger Inkubationszeit mit schweren meningitisch-enzephalitischen Symptomen getötet. Dabei war in zwei Fällen der Bulbus olfactorius unverändert, und in den beiden anderen zeigten sich zahlreiche massive perivaskuläre Infiltrate in der superfiziellen Olfactoriusfaserschicht, die an Stärke gegen das Stratum moleculare abnahmen. Infiltrationsherde in der Mitralzellenschicht konnten nicht beobachtet werden.

b) Im paralytischen Infektionsstadium

Die histopathologischen Veränderungen nach i.c. Infektion unterscheiden sich nach Art und Lokalisation nicht von den Veränderungen, wie sie im paralytischen Stadium nach i.n. Infektion beschrieben sind. Bei den einzelnen Tieren sind auch hier die entzündlichen Reaktionen von wechselnder Intensität und Ausdehnung. Ebenfalls finden sich bei einer kleinen Anzahl von Versuchstieren histologisch völlig unveränderte oder nur sehr geringgradig in Mitleidenschaft gezogene Riechkolben. Diese Beobachtungen können vor allem bei Tieren gemacht werden, die nach einem äußerst kurzen Inkubationsstadium erkrankten und schwere entzündliche Reaktionen der Medulla oblongata und des Kleinhirns aufwiesen. Demgegenüber zeigten viele andere Tiere, besonders aus der Gruppe C, starke Gefäßinfiltrate neben herdförmigen oder ausgedehnten Infiltrationen der Mitralzellenschicht mit fortschreitender Zerstörung von Ganglienzellen. In unmittelbarer Nachbarschaft des Bulbusventrikels konnten bei dem Tier Nr. 171 (Gruppe B) so außergewöhnlich zahlreiche und ausgeprägte Gefäßinfiltrate beobachtet werden, wie sie in keinem anderen von uns untersuchten Fall gesehen wurden und die in diesem speziellen Fall den Gedanken an eine Virusausbreitung auf dem Wege der liquorführenden Räume nahelegen, vielleicht operationstechnisch bedingt.

3. **Bei Kontaktinfektionen** (Abb. 4)

Bei den durch Kontaktinfektion erkrankten Tieren (Gruppe C) konnte nur in 7 Fällen der Bulbus olfactorius untersucht werden. In 3 Fällen hiervon war der Riechkolben ohne Veränderungen, während bei den anderen im Fasergeflecht der Fila olfactoria einzelne geringgradige vaskuläre Infiltrate vorlagen. Diese schwache Alteration des Bulbus olfactorius kann nicht als eine Eigenschaft des Virusstammes gewertet werden; denn nach i.n. Infektion mit dem gleichen Virusstamm entstanden in Art und Ausprägung den Tieren der A- und B-Gruppe entsprechende, häufig sogar stärkere entzündliche Veränderungen.

4. Bei oraler Infektion

6 der nach oraler Infektion zwischen dem 19. und 20. Tag p.i. erkrankten Tiere (Gruppe C) zeigten entweder keine pathologisch-histologischen Veränderungen im Riechkolben oder nur schwache Gefäßinfiltrate im Olfactoriusfasergeflecht. Die nach 12-, 14- bzw. 17tägiger Inkubationszeit am 1. Krankheitstag getöteten Tiere Nr. 214, 220a und 217 sowie das am 3. Krankheitstag untersuchte Tier Nr. 220, von denen die beiden letzteren eine zusätzliche Viruseinreibung der Rachengegend erhalten hatten, zeigten ausgeprägte entzündliche Veränderungen, welche von den nach i.n. Infektion auftretenden histopathologischen Reaktionen nicht zu unterscheiden sind. Besonders bei dem Tier Nr. 220 fand sich eine starke Prozeßintensität, wie sie bei i.n. und i.c. infizierten Tieren der C-Gruppe häufiger zur Beobachtung gelangt.

5. Bei intramuskulärer Infektion

Für die 10 i.m. infizierten Tiere (Gruppe C) waren fehlende oder auf schwache Gefäßinfiltrate beschränkte entzündliche Veränderungen kennzeichnend.

6. Bei intravenöser Infektion

Übereinstimmend zeigten 4 der nach i.v. Infektion erkrankten und getöteten Tiere weder im Bulbus olfactorius noch im Tractus olfactorius irgendwelche Veränderungen, während das nach 21tägiger Inkubationszeit untersuchte Tier Nr.234 entzündliche Prozesse wie nach i.n. Infektion erkennen ließ.

ZUSAMMENFASSUNG

Nach i.n. Infektion erweist sich der Bulbus olfactorius 24 und 48 Stunden p.i. als virushaltig. In der Zeit vom 3. bis 5. Tag p.i. kann der Virusnachweis von allen Abschnitten des ZNS (die zu keinem früheren Zeitpunkt untersucht wurden) allein für den Bulbus olfactorius erbracht werden. Hier finden sich auch die initialen histologischen Veränderungen des ZNS, und zwar ebenfalls 24 und 48 Stunden p.i. Sie bestehen aus im Bereiche der Fila olfactoria proximal der Lamina cribriformis auftretenden vaskulären Zellinfiltraten. In den späteren Stadien des Infektionsablaufes werden alle Schichten des Bulbus olfactorius unter Bevorzugung der eben genannten von Gefäßinfiltraten betroffen. Vom 6. Tag p.i. ab können sich mikrogliöse Infiltrationen in der Mitralzellenschicht entwickeln, denen Ganglienzellschäden nachgeordnet sind. Zwischen den Veränderungen im präparalytischen Infektionsstadium und denen nach klinischer Manifestation bestehen ebenso wie hinsichtlich der einzelnen Virusstämme nur graduelle Unterschiede, Im paralytischen Stadium sind die entzündlichen Veränderungen intensiver und mehr ausgebreitet. Das gilt insbesondere für die Fälle des 1. und 3. Krankheitstages, während die Bulbusveränderungen bei den zwischen dem 5. und 11. Lähmungstag nach i.n. Infektion untersuchten Tieren

wesentlich geringgradiger sind. Die Annahme, daß sich der Entzündungsprozeß zu diesem Zeitpunkt bereits in Rückbildung befindet, mag für einzelne Fälle, besonders solche mit spindelförmigen Infiltratzellen, zutreffen, erscheint aber im Vergleich zu der am 1. bis 3. Krankheitstag festgestellten erheblichen Veränderungen in Verallgemeinerung wenig überzeugend. Vielmehr gehören derartige Tiere, wie auch der klinische Verlauf zeigt, zu der Gruppe von infizierten Tieren, welche ausgesprochen myelitische Veränderungen aufweisen im Gegensatz zu den sogenannten Bulbärformen der Krankheit, die einen akuten Verlauf bedingen und schnell zum Tode führen können. Die überwiegende Mehrzahl der unter den Bedingungen der Praxis infizierten Tiere erkranken an der spinalen Form, die als das klassische Krankheitsbild der Poliomyelitis suum angesehen werden muß. Wir werden später auf diese Zusammenhänge ausführlicher zurückkommen.
Eine spinale Erkrankungsform lag ebenfalls für 2 unserer nach i.v. Infektion erkrankten Versuchstiere vor, deren Bulbus olfactorius wie bei 2 weiteren i.v. infizierten Tieren völlig unverändert war. Auch bei unseren durch Kontaktinfektion erkrankten Tieren ergaben sich bei 3 von 7 Fällen im Bulbus olfactorius negative histologische Befunde. Bei den restlichen 4 Tieren konnten ebenso wie nach i.m. Infektion nur geringgradigste Veränderungen in Form vaskulärer Infiltrate nachgewiesen werden. Für die nach oraler Infektion erkrankten Tiere bestanden ähnliche Verhältnisse, mit Ausnahme von 4 Fällen, die außer einer verkürzten Inkubationszeit eine erhebliche Intensität der entzündlichen Veränderungen aufwiesen, so daß hier eine Infektion über die Olfactoriusbahn stattgefunden haben dürfte. Eines der Tiere gelangte erst am 3. Krankheitstag zur Tötung. Damit ergibt sich auch die Möglichkeit einer nachträglichen Beteiligung des Bulbus olfactorius. Nach i.c. Infektion entwickeln sich grundsätzlich die gleichen Veränderungen im Riechkolben wie nach i.n. Infektion. Das trifft insbesondere für das paralytische Stadium zu. Bemerkenswert ist jedoch, daß die Veränderungen im Bulbus olfactorius relativ viel später in Erscheinung treten als nach i.n. Infektion, obwohl die durchschnittliche Inkubationszeit nach i.c. Infektion erheblich kürzer ist, nämlich 7 bis 8 Tage, gegenüber 12 bis 14 Tagen für die Gruppen A und B. Es werden aber erst am 6. Tag p.i. vaskuläre Zellinfiltrate in den äußeren Schichten des Bulbus olfactorius festgestellt. Am 3. Tag p.i. fehlen Veränderungen hier noch völlig, obwohl in anderen Teilen des ZNS zu diesem Zeitpunkt bereits entzündliche Prozesse im Gange sind.

ENDHIRN UND AMMONSHORN

1. Bei intranasaler Infektion

a) Im präparalytischen Infektionsstadium (Abb. 8, 12)

Im Endhirn sind im Gegensatz zu den frühzeitig auftretenden entzündlichen Vorgängen im Bulbus olfactorius Veränderungen erst vom 6. Tag p.i. an bei Tieren aus allen Gruppen zu verzeichnen. Diese Beobachtung befindet sich in guter Übereinstimmung mit dem ersten Virusnachweis 6 Tage nach der Infektion. Zu diesem Zeitpunkt konnten bei je 2 der untersuchten Tiere aus den Gruppen A und C und bei einem Tier aus der Gruppe B von insgesamt 9 Versuchstieren entzündliche Veränderungen beobachtet werden, die sich vorwiegend auf geringgradige Infiltrationen der Pia mater im basalen, ventrolateralen und -medialen Rindenbereich erstrecken. Dabei treten gleichzeitig in den zugehörenden Rindenabschnitten in der Regel einzelne oder mehrere noch wenig ausgeprägte Gefäßinfiltrate in Erscheinung, die sich ferner im Bereich des Tractus olfactorius, der Stria olfactoria lateralis, der Capsula externa und des Putamens lokalisieren. Bei einem Tier (Gruppe C) fanden sich im Nucleus caudatus zwei kleine unmittelbar dem Ventrikelependym benachbarte Gefäßinfiltrate. 8 Tage p.i. lassen sich etwas stärkere, aber noch perivaskulär angeordnete Infiltrationen der weichen Hirnhaut erkennen, die wiederum vorwiegend auf die ventral gelegenen Rindengebiete beschränkt bleiben und sich nur in geringem Maße auch in der dorsalen Großhirnrinde, vorzugsweise in der Tiefe der Rindenfurchen anfinden. Dieses viel stärkere Betroffensein der ventralen Rindenabschnitte gegenüber den dorsalen tritt besonders bei den beiden in die Untersuchung einbezogenen Tieren aus der A-Gruppe und etwas weniger bei den Tieren der C-Gruppe in Erscheinung, die insgesamt hier eine geringfügigere Prozeßintensität aufweisen. Vergesellschaftet mit der meningealen Infiltration finden sich in den entsprechenden Abschnitten der Großhirnrinde dorsal einzelne schwache Gefäßinfiltrate und ventral mehr oder weniger zahlreiche z. T. mit der infiltrierten Pia mater in Verbindung stehende perivaskuläre Infiltrate sowie gliöse Zellansammlungen, die sich vorzugsweise zwischen der III. und V. Rindenschicht ausbreiten. Dabei werden auch die übrigen Zellschichten der Hirnrinde nicht verschont. Ebenso kommen Gefäßinfiltrate im subcorticalen Mark und bei den A-Gruppen-Tieren in der weißen Substanz der Stria olfactoria lateralis vor. Im Bereiche der Capsula externa und der Capsula interna sowie des Putamens sind mehrere Gefäßinfiltrate und kleinere Gliazellproliferationen anzutreffen. Bei einem der Tiere (Gruppe C) fanden sich wiederum Infiltrationen der unter dem Ventrikelependym liegenden Gefäße. Das Tier Nr. 38 (Gruppe A) und die am 10. Tag p.i. untersuchten Tiere Nr. 45 und 46 (Gruppe A) zeigten im kaudaleren Endhirn in der medialen Nachbarschaft der Seitenventrikel zahlreiche herdförmige und z. T. diffuse Gliawucherungen sowie vaskuläre Zellinfiltrate selbst im Corpus callosus, während der Nucleus caudatus als laterale Begrenzung der Ventrikel bis auf einige perivaskuläre Infiltrate größerer Gefäße unter dem Ependym völlig verschont blieb. Die beiden genannten Tiere, welche am 10. Tag p.i. untersucht wurden, wiesen eine gute Übereinstimmung mit den am 8. Tag p.i. geschilderten Verhältnissen auf. Aus der B-Gruppe konnte von 2 Tieren nur eines mit positivem pathologisch-histologischen Befund in die Untersuchung einbezogen werden. Es zeigte spärliche vaskuläre Prozesse im Bereich der Stria olfactoria lateralis und einzelne Gliaherdchen in dem medial davon gelegenen Rindengrau. Das einzige am 10. Tag p.i. untersuchte Tier aus der C-Gruppe ließ nur auf den Bulbus olfactorius beschränkte entzündliche Veränderungen erkennen.

Von den am 13. Tag p.i. getöteten Tieren Nr. 50 und 51 (Gruppe A), welche innerhalb eines Versuches mit dem gleichen Infektionsmaterial infiziert waren, konnte nur bei dem Tier Nr. 51 eine Ausbreitung der entzündlichen Läsionen festgestellt werden, obwohl beide Tiere übereinstimmend schwere entzündliche Alterationen im Bulbus olfactorius erkennen ließen. Diese unterschiedliche Prozeßausbreitung und Reaktionsweise konnten wir häufiger bei unseren Untersuchungen beobachten, gleichzeitig mit der Tatsache, daß sich selbst schwere entzündliche Veränderungen der Riechkolben nur wenig oder gar nicht gegen den Tractus olfactorius und das Endhirn ausdehnen.

Im Endhirnbereich fanden sich bei dem Tier Nr. 51 neben einer ausgeprägten Infiltration der weichen Hirnhaut zahlreiche kleinere und größere perivaskuläre Infiltrate und Gliazellansammlungen, die sich außer im Putamen und der Capsula interna und der Capsula externa vorzugsweise in den basalen und ventralen Rindenabschnitten lokalisierten. Im dorsalen Rindengebiet waren dagegen kleinere Gefäßinfiltrate und mäßige meningeale Infiltrationen anzutreffen. Im Nucleus caudatus fanden sich einzelne vaskuläre Infiltrationen und im Bereich der Stria olfactoria lateralis mehrere größere infiltrierte Gefäße, wobei letztere offensichtlich eine Fortsetzung der meningealen Infiltrate darstellten. Schäden der Ganglienzellen der Hirnrinde oder der grauen Kerne kommen auch in den späteren Stadien des Infektionsverlaufes nur als Folge von stärkeren Gliawucherungen oder ausgedehnteren perivaskulären Infiltraten zu Gesicht, während primäre Degenerationserscheinungen oder Neuronophagien nicht erkennbar sind. Die bei Tier Nr. 51 geschilderten ausgeprägten entzündlichen Veränderungen entsprechen bereits dem typischen Bild des paralytischen Infektionsstadiums.

Im Ammonshorn waren die ersten Anzeichen eines entzündlichen Prozesses bei einem am 6. Tag p.i. untersuchten Tier aus der Gruppe B – übereinstimmend mit dem ersten Virusnachweis – und einem weiteren Tier aus der Gruppe C festzustellen, und zwar in Gestalt einiger geringgradiger vaskulärer Infiltrate im Bereich des Alveus. Gleiche Veränderungen fanden sich bei einem am 8. Tag p.i. getöteten Tier (Virusnachweis indirekt) aus der Gruppe A. Am 13. Tag p.i. zeigten diese Gefäßinfiltrate eine etwas größere Ausbreitungstendenz bis in die Schicht der großen Pyramidenzellen und das Stratum lacunosum, ohne jedoch an Stärke zu gewinnen.

b) Im paralytischen Infektionsstadium (Abb. 9, 10, 13, 14)

In der paralytischen Infektionsphase kann einzig die Prozeßintensität bei den zwischen dem 1. bis 4. Krankheitstag getöteten Tieren zunehmen, während die Struktur unverändert bleibt. Bei den A-Gruppen-Tieren tritt dabei die Bevorzugung der ventralen Rinde gegenüber der dorsalen viel deutlicher hervor als bei den Tieren der B- und C-Gruppe, die sowieso meist schwächere entzündliche Veränderungen im Endhirnbereich erkennen lassen. Die dorsalen Rindenabschnitte, die schon während des präparalytischen Stadiums nur wenig in Mitleidenschaft gezogen waren, zeigen neben einer stets ungleichmäßigen und erst in der Tiefe der Rindenfurchen verstärkten Infiltration der weichen Hirnhaut mehr oder weniger zahlreiche über alle Schichten bis in das subcorticale Mark ausgebreitete Gefäßinfiltrate, welche jedoch niemals stärkere Ausmaße erlangen. Ansammlungen von Gliazellen in herdförmiger oder lockerer Anordnung scheinen mehr die III. bis V. Rindenschicht zu bevorzugen. Primäre Ganglienzellschäden sind, wie bereits erwähnt, nicht festzustellen. Bei einer Anzahl von Tieren, z. B. bei dem am 3. Krankheitstag untersuchten Tier Nr. 120, von dem Serienschnitte des gesamten ZNS angefertigt wurden (Gruppe A), ließ sich im Bereich der frontal gelegenen dorsalen Hirnrinde ein stärkeres Betroffensein der medianen Rindenanteile gegenüber den lateralen beobachten. Insgesamt erreichen aber die entzündlichen Veränderungen der dorsalen Hirnrinde, die fehlen oder sich auf minimale Infiltrationen der Pia mater und der kleinen Gefäße der Rinde beschränken können, niemals eine größere und etwa die ventralen Abschnitte übertreffende Intensität.

Im Nucleus caudatus, der ebenfalls im präparalytischen Stadium weitgehend unverändert bleibt, finden sich seltener bei den A- als bei den B- und C-Gruppen-Tieren Gefäßinfiltrate und gliöse Herdchen von geringem Ausmaß, wenn im Putamen und der Capsula interna stärkere entzündliche Läsionen vorhanden sind. Etwas ausgeprägtere Reaktionen sahen wir nur bei einem Tier aus der B-Gruppe und bei 2 C-Gruppen-Tieren, von denen letztere noch erwähnt werden sollen. Die zwischen dem 5. und 11. Lähmungstag untersuchten Tiere (Gruppe A) ließen übereinstimmend mit den Verhältnissen im Bulbus olfactorius nur spärliche Alterationen erkennen, welche sich auf Reste einer pialen Infiltration und kleinere Gefäßinfiltrate im basalen und ventrolateralen Rindengebiet beschränkten. An den Gefäßen zeigten sich die bereits erwähnten Proliferationen der Endothel- und Adventitiazellen, die vom 3. bis 4. Krankheitstag an gefunden werden. Die mutmaßlichen Gründe für dieses auffällige Zurücktreten der Veränderungen wurden bereits diskutiert.

Wie schon erwähnt, ist die Prozeßintensität in der B- und C-Gruppe, insbesondere bei den Tieren des 1. und 2. Krankheitstages, meist geringgradiger, was nicht ausschließt, daß auch eine Anzahl der A-Gruppen-Tiere spärliche entzündliche Veränderungen aufweisen. In der C-Gruppe können diese auf schwache Gefäßinfiltrate beschränkt bleiben, welche sich nur im kaudalen Endhirn in dem beim Schwein sehr ganglienzellreichen Septum pellucidum finden. Andererseits sahen wir bei 2 am 3. Krankheitstag getöteten Tieren (Gruppe C) ausgesprochen starke entzündliche Vorgänge: Neben ausgeprägten histopathologischen Prozessen im ventralen Hirnrindenbereich konnten dorsal stärkere Infiltrationen der weichen Hirnhaut und zahlreiche perivaskuläre Infiltrate beobachtet werden, ferner diffuse oder herdförmige, z. T. dichte Gliazellproliferationen, welche sich besonders in den tieferen Schichten der Rinde ausbreiteten. Auch bei diesen Tieren ließ sich deutlich die schon erwähnte Bevorzugung der dorsomedialen Rindenanteile gegenüber den dorsolateralen im frontalen Hirnrindenbereich feststellen. In den grauen Kernen, einschließlich der Capsula interna und der Capsula externa, waren neben vaskulären Infiltraten zahlreiche disseminierte Gliaherdchen besonders im Putamen anzutreffen. Ähnliche Befunde konnten wir sonst, außer bei einem Passagetier aus der B-Gruppe, nur nach i.c. Injektion des Virusmaterials in Nähe der Injektionsstelle bemerken.

Bei dem am 86. Tag nach Krankheitsbeginn getöteten Tier Nr. 142 (Gruppe C) fanden sich Reste kleinerer rundzelliger Gefäßinfiltrate im ventrolateralen Rindengebiet und im Septum pellucidum sowie an einzelnen Gefäßen der Pia mater. Eine Proliferation der Gefäßwandendothelien bei kapillären und auch größeren Gefäßen war nicht immer deutlich erkennbar. 136 Tage nach dem Auftreten von Krankheitserscheinungen konnten nur noch spärliche Überreste einer lymphozytären Infiltration bei wenigen Gefäßen der weichen Hirnhaut und dem Ventrikelependym benachbarten Gefäßen beobachtet werden.

Nach stummer Infektion können Reste einer meningealen Infiltration und mehr oder weniger hervortretende vaskuläre Prozesse im ventralen Rindenbereich, in der Capsula externa und im Putamen festgestellt werden. Diese Veränderungen traten bei dem mit Stamm Klobouk i.c. infizierten Tier (Nr. 238) am deutlichsten in Erscheinung, während Tier Nr. 236 (i.n. Infektion; Gruppe C) keinerlei histopathologische Prozesse erkennen ließ.

Im Ammonshorn bleiben mit Eintritt des paralytischen Infektionsstadiums die geschilderten geringgradigen entzündlichen Prozesse bei einer beträchtlichen Anzahl von Tieren, besonders aus der B- und C-Gruppe, bestehen, wenn sie nicht sogar völlig vermißt werden. Nur bei einem Teil der zwischen dem 1. und 3. Krankheitstag untersuchten Fälle erlangten die vaskulären Infiltrate einen erheblichen Grad und dehnten sich über alle Schichten des Hippocampus aus. Sie bevorzugten die Schicht der großen Pyramidenzellen (Abb. 18), das Stratum lacunosum und den Sommerschen Sektor. Neben diesen Gefäßinfiltraten entstehen z. T. locker, z. T. herdförmig angeordnete Gewebsinfiltrate mit vorwiegender Beteiligung gliöser Elemente, die sich häufiger in der Schicht der polymorphen Zellen und der großen Pyramidenzellen lokalisieren. Bei stärkerem Betroffensein des Ammonshorns finden sich zahlreiche herdförmige Infiltrate in der Schicht der großen Pyramidenzellen, seltener im Bereich der Körnerzellen, wobei es zur Schädigung einer größeren Anzahl von Ganglienzellen kommt. Die den lädierten benachbarten Ganglienzellen erscheinen meist völlig intakt oder nur leicht in Mitleidenschaft gezogen. Echte gliöse Neuronophagien konnten nicht nachgewiesen werden.

Gleichzeitig mit einem ausnahmsweise festzustellenden Betroffensein des Ganglion habenulae (s. Zwischenhirn) fanden sich schwere entzündliche Veränderungen im Ammonshorn. Die in der Zeit vom 5. bis 11. Krankheitstag untersuchten Tiere wiesen entweder sehr geringgradige entzündliche Veränderungen oder einen negativen Befund auf.

2. Bei intracerebraler Infektion

a) *Im präparalytischen Infektionsstadium*

Die nach i.c. Infektion während des präparalytischen Infektionsstadiums untersuchten Tiere hatten übereinstimmend negative histologische Befunde in Endhirn und Ammonshorn, abgesehen von einer beginnenden entzündlichen Infiltration der Pia mater.

b) *Im paralytischen Infektionsstadium*

Bei den i.c. infizierten Tieren fanden sich überwiegend Veränderungen geringerer Intensität, nur in einzelnen Fällen hochgradigere. Die Art und Lokalisation der histopathologischen Prozesse zeigen auch im Hinblick auf die verschiedenen Virusstämme keine Abweichungen gegenüber den bereits geschilderten Verhältnissen, mit der Ausnahme, daß bei einigen Tieren weit verstreute stärkere vaskuläre und gliöse Prozesse, z. T. verbunden mit Ansammlung von Abräumzellen und Neubildung von Kapillaren, beobachtet werden. Diese Prozesse fanden sich in unmittelbarer und weiterer Nachbarschaft des durch die Injektion des Infektionsmaterials zerstörten Gewebes und fehlten bei Injektionen blanden Materials, abgesehen natürlich von dem Auftreten von Abräumzellen usw. Im Ammonshorn gab es keine Unterschiede zu den histologischen Befunden nach i.n. Infektion.

3. Bei Kontaktinfektion

Die durch Kontaktinfektion erkrankten Tiere zeigten z. T. keine oder allgemein wenig ausgeprägte entzündliche Veränderungen, die sich bei der Mehrzahl der untersuchten Tiere auf schwache bis mittelgradige ungleichmäßige Infiltrationen der weichen Hirnhaut und auf kleine Gefäßinfiltrate beschränkten. Im kaudalen Endhirnbereich in Höhe der rostralen Kommissur waren im Septum pellucidum mindestens einzelne perivaskuläre Infiltrate und Gliaherdchen anzutreffen, die

nur bei 2 Tieren eine größere Intensität erreichten. Dieses erscheint deshalb besonders auffällig, weil in den nasaleren Endhirnabschnitten nur geringgradige Befunde erhoben werden konnten (Abb. 11, 15).
Eines der untersuchten Tiere (Nr. 200) ließ massive entzündliche Veränderungen im Corpus striatum einschließlich des Nucleus caudatus und im gesamten ventralen Hirnrindenbereich bis zur Fissura rhinalis lateralis erkennen (Abb. 16, 17). Die Pia mater zeigte hier eine ausgesprochen starke Infiltration. In den Rindenschichten fanden sich zahlreiche bis in die Marksubstanz reichende perivaskuläre Infiltrate und dichte, z. T. auch diffuse Gliaproliferationen. In den dorsalen Rindenabschnitten waren dagegen geringfügigere Infiltrationen der weichen Hirnhaut festzustellen, vergesellschaftet mit weit verteilten Gefäßinfiltraten und lockeren Gliaherden in den tieferen Rindenschichten, welche eine deutliche Bevorzugung der median gelegenen Gebiete gegenüber den dorsolateralen erkennen ließen. Das Ammonshorn erscheint bei allen Tieren bis auf spärliche Gefäßinfiltrate unverändert.
Die geschilderten Veränderungen weisen insgesamt eine gute Übereinstimmung mit den i.n. infizierten Tieren aus der Gruppe C auf.

4. Bei oraler Infektion

In gleicher Weise wie bei der Mehrzahl der durch Kontaktinfektion erkrankten Tiere sind nur geringgradig ausgeprägte oder fehlende entzündliche Veränderungen bei den oral infizierten Tieren zu verzeichnen, die in schwachen Gefäßinfiltraten und meningealen Infiltrationen bestehen. In Höhe der rostralen Kommissur finden sich einzelne Gefäßinfiltrate und gliöse Zellansammlungen im Septum pellucidum, die aber keine besonderen Ausmaße erlangen. Das Ammonshorn bleibt unverändert. Nur die Tiere Nr. 214 und 220 (s. S. 10) wiesen etwas stärkere Gefäßinfiltrate und gliöse Zellansammlungen im Bereich der Riechrinde, der Capsula externa und der Capsula interna, medial der Seitenventrikel und im Putamen auf. Mehrere Gefäßinfiltrate fanden sich im Nucleus caudatus und im Ammonshorn.

5. Bei intramuskulärer Infektion

Die i.m. infizierten Tiere zeigen entweder keine oder nur sehr geringgradige entzündliche Vorgänge, welche durch schwache Gefäßinfiltrate in Endhirn und Ammonshorn und eine leichte perivaskulär angeordnete Infiltration der weichen Hirnhaut gekennzeichnet werden.

6. Bei intravenöser Infektion

Endhirn und Ammonshorn bleiben nach i.v. Infektion bis auf minimale vaskuläre Infiltrate der Piagefäße bei einzelnen Tieren vom Entzündungsprozeß verschont. Nur das Tier Nr. 234 zeigte wiederum etwas ausgeprägtere entzündliche Läsionen, die sich wie nach i.n. Infektion lokalisierten.

ZUSAMMENFASSUNG

Die systematische histologische Analyse der einzelnen Fälle zeigt nach i.n. Infektion — übereinstimmend mit dem ersten Virusnachweis — das viel spätere Betroffenwerden des Endhirns gegenüber dem Bulbus olfactorius. Damit kommt gleichzeitig die wesentlich geringere Avidität des Virus für das Endhirn und Ammonshorn zum Ausdruck. Im präparalytischen Infektionsstadium weisen die Hälfte der zwischen dem 6. und 13. Tag p.i. getöteten Tiere mehr oder minder ausgeprägte entzündliche Veränderungen auf, während für das Ammonshorn nur in wenigen Fällen positive Befunde zu verzeichnen sind. Zwischen den histopathologischen Prozessen des späten präparalytischen und des paralytischen Infektionsstadiums bestehen keine wesentlichen Unterschiede. An Merkmalen des enzephalitischen Symptomenkomplexes sind vaskuläre Zellinfiltrate und Gliawucherungen vorhanden. Ganglienzelläsionen haben nur eine geringe und nachgeordnete Bedeutung. Am häufigsten lokalisieren sich die entzündlichen Veränderungen im Bereich der ventralen Hirnrinde, der Capsula externa und des Putamens, während die dorsalen Rindenabschnitte am wenigsten betroffen erscheinen. Eine Bevorzugung der median gelegenen Rindenpartien kann dabei in einer Reihe von Fällen festgestellt werden. Nach i.c. Infektion treten die Veränderungen im Vergleich zur i.n. Infektion noch später in Erscheinung und im allgemeinen auch geringgradiger. Am 6. Tag p.i. sind, abgesehen von einer beginnenden Infiltration der Pia mater, Endhirn und Ammonshorn unverändert. Erst im paralytischen Stadium sind histopathologische Prozesse gleicher Struktur wie nach i.n. Infektion anzutreffen. Nach i.n. Infektion mit dem Stamm Jena (Gruppe C) kann allgemein eine verminderte Prozeßintensität festgestellt werden, die auch bei Kontaktinfektion und oraler Infektion zu verzeichnen ist. Die i.m. Infektion und die i.v. Infektion hatten, abgesehen von minimalen vaskulären Prozessen in einzelnen Fällen und von einem i.v. infizierten Tier (Nr. 234), keine Veränderungen in Endhirn und Ammonshorn zur Folge.

ZWISCHENHIRN

1. Bei intranasaler Infektion

a) *Im präparalytischen Infektionsstadium* (Abb. 19, 23)

Die ersten nachweisbaren entzündlichen Veränderungen waren 6 bis 8 Tage nach der Infektion bei 2 Versuchstieren aus der Gruppe C und einem Tier aus der Gruppe A zu beobachten. Der erste (indirekte) Virusnachweis erfolgte zum gleichen Zeitpunkt. Von den am 6. Tag p.i. untersuchten Tieren zeigte eines eben beginnende vaskuläre Infiltrate und das andere außerdem einzelne über den medialen Thalamus- und Hypothalamusbereich verstreute perivaskuläre Infiltrate. Basal war eine verhältnismäßig starke Infiltration der Pia mater zu erkennen, die bereits durch einige auf das Parenchym übertretende Gefäße fortgesetzt wurde. Am 8. Tag p.i. (Gruppe A) fanden sich mehrere ausgeprägte Gefäßinfiltrate in unmittelbarer Nachbarschaft des III. Ventrikels, die sich bis in das Hypothalamusgebiet, die Massa intermedia und den medialen Thalamuskern ausdehnten (Abb. 27, 28). Einzelne herdförmige Gliazellansammlungen waren ebenfalls zu beobachten. Kleinere vaskuläre Prozesse verteilten sich über das Zwischenhirngebiet, ohne die beiden Kniehöcker, den Tractus opticus oder den Nucleus caudatus zu ergreifen. Ferner war eine leichte meningeale Infiltration basal zu erkennen. Entzündliche Veränderungen von dieser Intensität waren bei allen weiteren im präparalytischen Stadium untersuchten Tieren nicht festzustellen. Selbst am 13. Tag p.i. traten nur minimale vaskuläre Prozesse im zentralen Höhlengrau des III. Ventrikels in Erscheinung.

b) *Im paralytischen Infektionsstadium* (Abb. 20, 21, 24, 25)

Die histopathologischen Prozesse bei den zwischen dem 1. und 4. Krankheitstag untersuchten Tieren lassen in der Mehrzahl der untersuchten Fälle eine Bevorzugung der Umgebung des III. Ventrikels erkennen. Dabei treten keine Unterschiede der Virusstämme in Erscheinung. Abhängig von der Prozeßintensität erstrecken sich die entzündlichen Veränderungen von hier nach ventral und dorsal. Daraus ergibt sich ein Unterschied zwischen den häufig betroffenen Hypothalamus- und medialen Kerngebieten gegenüber den weniger veränderten lateralen. Noch weniger werden der Nucleus caudatus, das Corpus geniculi lateralis und der Tractus opticus in Mitleidenschaft gezogen. Die weiche Hirnhaut zeigt ventral und lateral meist eine stärkere entzündliche Reaktion. Im Bereich des medialen Thalamuskernes sind besonders die Massa intermedia und dorsal gelegenen Kerngruppen in Nähe des Ganglion habenulae Sitz entzündlicher Veränderungen. Ausnahmsweise finden sich im Ganglion selbst einzelne vaskuläre und gliöse Prozesse, während die graue und weiße Substanz in der Nachbarschaft meist zahlreiche Gefäßinfiltrate und Gliazellansammlungen aufweisen. Dabei können einzelne oder mehrere Ganglienzellen in Mitleidenschaft gezogen werden. Selbst bei schweren entzündlichen Reaktionen kommt es aber nicht zum Ausfall einer gesamten Kerngruppe, da mindestens einzelne Ganglienzellen unversehrt bleiben. Die durch infiltrative Prozesse geschädigten Ganglienzellen können von gliösen oder mononukleären Zellen umlagert sein; diese Reaktionen lassen sich aber nicht mit echten gliösen Neuronophagien vergleichen, wie sie sich bei motorischen Zellen des Rückenmarkes finden. Ganglienzellerkrankungen ohne Beteiligung gliös-mesenchymaler Prozesse können nicht festgestellt werden. Bei der Hälfte aller untersuchten Fälle breiten sich die entzündlichen Vorgänge über den gesamten medialen Thalamus und einen großen Teil des lateralen Kerngebietes aus. In letzterem sind weniger erhebliche Gliaherdchen und Gefäßinfiltrate verstreut bis zum Corpus geniculi lateralis anzutreffen. Das Corpus geniculi medialis erscheint weniger betroffen (s. Mittelhirn). Seltener finden sich mit der infiltrierten Pia mater in Verbindung stehende vaskuläre Prozesse im Bereich der Hirnschenkel und zwischen den Nervenfaserbündeln des Tractus opticus. In wenigen Fällen können geringfügige gliös-mesenchymale Prozesse im Corpus mammilare und im Gebiet des Nucleus caudatus sowie der Corpora Luysii beobachtet werden.

Die Tiere aus der C-Gruppe wiesen im allgemeinen eine größere Prozeßintensität als die A- und B-Gruppen-Tiere auf. In der Zeit vom 5. bis 11. Lähmungstag waren schwache hier und dort verstreute Gefäßinfiltrate festzustellen. Bei den Tieren Nr. 142 und 143 fanden sich Reste perivaskulärer Infiltrate und deutlich hervortretende Kapillaren. Ohne das Manifestwerden klinischer Symptome gab es wenig hervortretende vaskuläre Prozesse.

2. Bei intracerebraler Infektion

Im präparalytischen und paralytischen Infektionsstadium

Schon 3 Tage nach i.c. Infektion lassen sich die ersten Veränderungen nachweisen. Sie zeichnen sich bei der Mehrzahl der untersuchten Fälle im präklinischen und klinischen Infektionsstadium durch eine etwas stärkere Prozeßintensität aus. In der näheren und weiteren Umgebung der Injektionsstelle fallen die schon im Endhirn geschilderten Infiltrationsprozesse auf. Das injizierte Gewebe befindet sich in einem mehr oder weniger fortgeschrittenen gliös-narbigen Reparationsstadium. Diese entzündlichen Reaktionen erreichen später meist eine erhebliche Stärke, indem drei- und vier- oder mehrschichtige Mäntel das Gefäßlumen kleinerer und mittlerer, vorwiegend venöser Gefäße umlagern. In ihrer Nachbarschaft sind locker angeordnete Zellherde aus einer Mischung von Mikroglia- und rundzelligen Elementen anzutreffen. Diese Veränderungen sind meist örtlich lokalisiert, so daß weitere Abschnitte des Zwischenhirns einen negativen Befund aufweisen können. Andererseits finden sich ohne sichtbaren Zusammenhang mit dem Injektionsort Verhältnisse wie sie nach i.n. Infektion in Erscheinung treten. In einigen Fällen (Gruppe C) gelangten intensive entzündliche Prozesse zur Beobachtung, die auch die sonst weniger bevorzugten Gebiete wie das Ganglion habenulae und den lateralen Thalamuskern einschließlich des Corpus laterale nicht verschonten. Vergesellschaftet mit diesen entzündlichen Vorgängen traten Ganglienzelläsionen auf, die sich von den schon dargestellten nicht unterschieden.

3. Bei Kontaktinfektion (Abb. 22, 26)

Die durch Kontaktinfektion erkrankten Tiere (Gruppe C) weisen überwiegend stärker ausgeprägte entzündliche Alterationen auf, was den Verhältnissen der Gruppe C nach i. n. Infektion entspricht. Desgleichen sind keine Abweichungen der Prozeßstruktur zu erkennen. Bei dem Tier Nr. 200, welches bereits im Endhirn eine starke Prozeßintensität erkennen ließ (s. S. 18), fanden sich besonders zahlreiche Gefäßinfiltrate im medialen und lateralen Kerngebiet sowie im Hypothalamus, Nucleus caudatus und selbst im Ganglion habenulae. Das wenige Stunden nach dem Auftreten paralytischer Erscheinungen getötete Tier Nr. 198 zeigte dagegen nur wenig ausgeprägte perivaskuläre Infiltrate und selten Gliazellherdchen in der Umgebung des III. Ventrikels und im Bezirk des medialen Thalamuskerngebietes.

4. Bei oraler Infektion

Nach oraler Infektion können meist wenig ausgeprägte entzündliche Veränderungen beobachtet werden. Sie lokalisieren sich in Nähe des III. Ventrikels, im Hypothalamus und medialen Thalamusgebiet und z. T. auch im lateralen Thalamuskern. Die meningealen Infiltration erreicht schwache bis mittelgradige Ausmaße.

5. Bei intramuskulärer Infektion

Die intralinguale Infektion hat Gefäßinfiltrate und Mikrogliazellvermehrungen zur Folge, die sich wie nach i.n. Infektion lokalisieren. Auffällig ist das starke Betroffensein des Hypothalamus. Die basale weiche Hirnhaut zeigt eine erhebliche Infiltration, welche mit den auf die Nervensubstanz übertretenden Gefäßen fortgesetzt wird. In ihrer Nachbarschaft kommt es zur Ausbildung dichter Infiltrationsherde, an denen Mikrogliaelemente beteiligt sind. Alle in die Oberschenkelmuskulatur infizierten Tiere lassen dagegen nur minimale Gefäßinfiltrate erkennen.

6. Bei intravenöser Infektion

Übereinstimmend konnte in 4 Fällen, abgesehen von vereinzelten vaskulären Infiltraten, ein histopathologisch negativer Befund erhoben werden. Die weiche Hirnhaut erschien bei einigen Tieren leicht infiltriert. Tier Nr. 234 stellte mit wohlcharakterisierten Läsionen im Bereich des medialen Thalamuskernes und des Hypothalamus wiederum eine Ausnahme dar.

ZUSAMMENFASSUNG

Der entzündliche Prozeß, der durch vaskuläre Zellinfiltrate und Gliawucherungen gekennzeichnet wird, ergreift das Zwischenhirn etwas später als das Endhirn. Die ersten Veränderungen waren 6 Tage p.i. nur für die Gruppe C nachzuweisen und erst am 8. Tag nach der Infektion in Übereinstimmung mit dem ersten Virusnachweis für die Gruppe A. Stärker ausgeprägte entzündliche Veränderungen, die im wesentlichen den Verhältnissen des paralytischen Infektionsstadiums entsprechen, konnten in einem Fall am 8. Tag p.i. beobachtet werden. Im paralytischen Stadium zeigte die C-Gruppe im allgemeinen eine stärkere Prozeßintensität als die A- und B-Gruppe. Der Reihenfolge nach sind am häufigsten entzündlich verändert: der mediale Thalamus und insbesondere die Umgebung des III. Ventrikels sowie der Hypothalamus, einschließlich der basalen Pia mater, und das laterale Kerngebiet. Das Ganglion habenulae, der Nucleus caudatus und der Tractus opticus bleiben in der Regel verschont. Die durch Kontaktinfektion erkrankten Tiere ließen mit den nach i.n. Infektion der Gruppe C übereinstimmende Verhältnisse erkennen. Im Gegensatz dazu waren die entzündlichen Alterationen nach oraler Infektion wenig ausgeprägt und fehlten mit einer Ausnahme fast vollständig bei der i.v. Infektion. Als Folge der intralingualen Infektion waren histopathologische Prozesse wie nach i.n. Infektion anzutreffen. Soweit die nach i.c. Infektion schon am 3. Tag p.i. auftretenden Veränderungen nicht in unmittelbarem Zusammenhang mit dem Applikationsort des Infektionsmaterials standen, konnten annähernd gleiche Verhältnisse wie nach i.n. Infektion festgestellt werden.

MITTELHIRN

1. Bei intranasaler Infektion

a) Im präparalytischen Infektionsstadium (Abb. 29)

Die frühesten Veränderungen konnten bei 2 Tieren aus der Gruppe C am 6. Tag p.i. festgestellt werden (Virusgehalt nicht geprüft). Diese Versuchstiere zeigten einzelne schwache Gefäßinfiltrate, die sich über das Gebiet von Haube, Raphe und Substantia nigra ausbreiteten. Eines der Tiere wies außerdem eine sehr deutliche Infiltration der basal gelegenen weichen Hirnhaut auf. Für die A-Gruppe waren histopathologischer Befund und (indirekter) erster Virusnachweis am 8. Tag p.i. positiv. Dabei fanden sich im ventralen Bereich des zentralen Höhlengraus vaskuläre Infiltrate kleinerer und mittelgroßer Gefäße, die bis in das Kerngebiet des III. und IV. Hirnnerven hineinreichten. Die Gefäße zeigten z. T. ein- bis zweischichtige Zellmäntel und in das benachbarte Gewebe ausstrahlende Infiltratzellen. Daneben traten kleinere herdförmige Gliazellvermehrungen in Erscheinung. In der Substantia nigra waren entzündliche Prozesse mit Beteiligung gliöser Elemente deutlich ausgeprägt. Einzelne Gefäßinfiltrate wurden im Grau der Raphe, in der Haube und im Nucleus ruber angetroffen. Die basale weiche Hirnhaut war leicht infiltriert. Am 8. Tag p.i. konnte trotz schwacher entzündlicher Reaktion eine echte gliöse Neuronophagie im Nucleus ruber festgestellt werden, dessen weitere Ganglienzellen alle unversehrt erschienen. Alle Versuchstiere vom 10. Tag p.i. wiesen entzündliche Veränderungen in der Umgebung des Mittelhirnventrikels auf. Dabei zeichnete ein Tier (Gruppe B) sich durch starke entzündliche Prozesse des ventral gelegenen Bezirkes aus, die auf die Raphe übergriffen. Außerdem fanden sich Gefäßinfiltrate und Gliaherde im Nucleus ruber und in der Substantia nigra sowie eine geringgradige basale Meningitis. Erhebliche Veränderungen des zentralen Höhlengraus, welche wiederum sich nach ventral bis in das Gebiet der Raphe und des Okulomotoriuskernes ausdehnten, waren am 13. Tag p.i. (Gruppe A) zu finden. Im lateralen Randgebiet des roten Haubenkernes traten primäre Erkrankungen einzelner großer Ganglienzellen in Erscheinung mit Homogenisierung des Protoplasmas, Änderung und Zerstörung der Zellkernstruktur und nachfolgender Neuronophagie. Daneben waren geschwollene, blasse Ganglienzellen mit einem staubartigen Zerfall der Nißlsubstanz zu sehen, die unregelmäßig große Vakuolen an den Zellrändern zeigten, während eine Mitreaktion der Glia nicht in Erscheinung trat. Die Infiltrativ-entzündlichen Veränderungen waren hier weniger hervortretend als in der Substantia nigra. Schwache Gefäßinfiltrate breiteten sich über das Gebiet der Haube, der medialen Kniehöcker und der Vierhügel aus. Die Pia mater wies besonders in den basalen Abschnitten eine sehr ausgeprägte Infiltration auf.

b) Im paralytischen Infektionsstadium (Abb. 30, 31)

Die gegen Ende des präparalytischen Stadiums beobachteten Gewebsveränderungen stimmen auch hier im wesentlichen mit denen des paralytischen Stadiums überein. Das periventrikuläre Grau, die Substantia nigra und der Nucleus ruber können als Prädilektionsstellen gelten. Dementsprechend ist bei zwischen dem 1. und 4. Krankheitstag untersuchten Fällen das zentrale Höhlengrau meist Sitz entzündlicher Veränderungen, die aber besonders bei der C-Gruppe alle Übergänge von geringgradigster bis zu schwerster Intensität aufweisen können. Dabei läßt sich eine Bevorzugung der ventralen und jetzt auch dorsalen Abschnitte gegenüber den lateralen erkennen. In der Substantia nigra herrschen dem Grade der Prozeßintensität entsprechende Gliaproliferationen und Gefäßinfiltrate vor (Abb. 33). Dabei treten die Schäden der Ganglienzellen mehr in den Hintergrund, während umgekehrt im roten Haubenkern Erkrankungen der Ganglienzellen auffallen, wie sie schon im präparalytischen Stadium beschrieben wurden (Abb. 34). Meist können am 1. und 2. Krankheitstag nur einzelne veränderte Ganglienzellen neben weniger ausgeprägten infiltrativen Prozessen beobachtet werden. Aber auch am 3. und 4. Krankheitstag bleibt bei zunehmender Prozeßintensität der überwiegende Teil der Ganglienzellen verschont. Am 4. Lähmungstag konnte bei der Durchsicht von Serienschnitten (Gruppe A) ein offensichtlicher Ganglienzellschwund nachgewiesen werden. Ab und zu findet sich eine ausgesprochene Halbseitenbetonung des histopathologischen Prozesses. Die medialen Anteile der Substantia nigra sind manchmal stärker verändert, so daß der Entzündungsprozeß auf die durchziehenden Wurzelbündel des N. oculomotorius übergreift. Gegenüber den geschilderten Veränderungen an den Prädilektionsstellen sind die entzündlichen Prozesse in den übrigen Abschnitten bedeutend schwächer, und mitunter fehlen Abweichungen dort ganz. Im Bereich des III. Hirnnervenkernes zeigen sich, wenn überhaupt Veränderungen vorhanden sind, einzelne kleine Gefäßinfiltrate und Gliaherdchen; Ganglienzellschäden sind selten und nur in Verbindung mit infiltrativen Prozessen festzustellen. Im Gegensatz zur C-Gruppe sind in der A- und B-Gruppe seltener im Bereich der Haube, in der Tiefe der Vierhügel und im Corpus geniculi medialis stärkere perivaskuläre Infiltrate und einzelne gliöse Zellvermehrungen anzutreffen. Das Grau der Raphe erscheint dagegen häufiger entzündlich verändert. Die in Randgebieten des Mittelhirns auftretenden Gefäßinfiltrate stehen fast immer mit der mehr oder weniger stark infiltrierten weichen Hirnhaut im Zusammenhang. In zwei Fällen (Gruppe C) konnten am 3. Krankheitstag viele vaskuläre und gliöse Infiltrate auch in den sonst weniger bevorzugten Abschnitten bemerkt werden. Die weiche Hirnhaut war gleichmäßig stark infiltriert, ebenso die einstrahlenden Gefäße. Am 5. bis 11. Lähmungstag sind schwache über die Prädilektionsstellen verstreute Gefäßinfiltrate zu finden. Monate nach überstandener Erkrankung lassen sich neben den schon beschriebenen Veränderungen an den Kapillaren spärliche Überreste einer vaskulären Infiltration bemerken. Der Nucleus ruber und in geringerem Maße die Substantia nigra weisen Schädigung und Verminderung ihrer Ganglienzellelemente auf. Bei den stumm infizierten Tieren sind wenig in Erscheinung tretende vaskuläre Prozesse zu verzeichnen.

2. Bei intracerebraler Infektion

a) Im präparalytischen Infektionsstadium

Die ersten Veränderungen nach i.c. Infektion finden sich am 6. Tag p.i. in Form zahlreicher vaskulärer Infiltrate im periventrikulären Grau. Stärkere Veränderungen sind erst am 8. Tag p.i. im zentralen Höhlengrau und im Bereich der Substantia nigra, des roten Haubenkernes und der Augenmuskelnervenkerne anzutreffen. Damit ist wie nach i.n. Infektion schon kurz vor dem Auftreten von Krankheitserscheinungen das typische Bild des paralytischen Infektionsstadiums ausgeprägt.

b) im paralytischen Infektionsstadium

Die auftretenden Veränderungen stimmen im wesentlichen mit denen bei i.n. infizierten Tieren überein, abgesehen von einer verstärkten Intensität der gliös-mesenchymalen Prozesse in der Substantia nigra und einer Zunahme der Neuronophagien im Nucleus ruber. Das zentrale Höhlengrau kann wenig oder gar nicht am Entzündungsprozeß beteiligt sein.

3. Bei Kontaktinfektion (Abb. 32)

Die Kontaktinfektion hat bei gleichbleibender Prozeßstruktur allgemein eine etwas stärkere Intensität zur Folge als die i.n. Infektion. Insbesondere treten die entzündlichen Läsionen im zentralen Höhlengrau hervor (Abb. 35). Das frühzeitig getötete Tier Nr. 198 ließ auch hier wenig ausgeprägte Veränderungen erkennen.

4. Bei oraler Infektion

Von den nach oraler Infektion erkrankten Tieren zeigten 3 etwas erheblichere, in ihrer Art und Lokalisation jedoch mit den nach i.n. Infektion übereinstimmende Veränderungen.

5. Bei intramuskulärer Infektion

Die entzündlichen Veränderungen nach i.m. Infektion erreichen schwache bis mittelgradige Ausmaße, die keine Besonderheiten im Gegensatz zur i.n. Infektion erkennen lassen. Basal findet sich eine verhältnismäßig starke Meningitis.

6. Bei intravenöser Infektion

Die i.v. infizierten Tiere ließen entweder keine oder geringfügige entzündliche Veränderungen in Form vaskulärer Infiltrate erkennen, die sich über das zentrale Höhlengrau, die Substantia nigra, den Nucleus ruber und die Haube verteilten. Die Infiltration der Pia mater erreichte bei einzelnen Tieren schwache bis mittelgradige Ausmaße. Nur bei einem Tier (Nr. 234; Gruppe C) fanden sich im Nucleus ruber einzelne degenerativ veränderte Ganglienzellen mit beginnender Neuronophagie und im allgemeinen eine etwas ausgeprägtere Prozeßintensität.

ZUSAMMENFASSUNG

Das Mittelhirn wird zur gleichen Zeit wie das Zwischenhirn vom Entzündungsprozeß erreicht. Die ersten Veränderungen waren wiederum am 6. Tag p.i. nach i.n. Infektion für die Gruppe C zu verzeichnen. Die Gruppe A ließ erst am 8. Tag p.i. positive histopathologische Befunde in Übereinstimmung mit dem Virusnachweis erkennen. Gegen Ende des präparalytischen Infektionsstadiums finden sich auch hier Verhältnisse, die denen des klinischen Stadiums entsprechen. Das zentrale Höhlengrau muß als Prädilektionsstelle angesehen werden. Gliösmesenchymale Infiltrate kommen häufig in der Substantia nigra und im Nucleus ruber vor, während das Grau der Raphe, die Haube und die Augenmuskelnervenkerne weniger betroffen sind. Die Vierhügelplatte und das Corpus geniculi mediale erscheinen selten verändert. Die weiche Hirnhaut ist regelmäßig infiltriert. Im Nucleus ruber können primäre Ganglienzellschäden mit und ohne Aktivierung gliöser Elemente verzeichnet werden, die selten einen erheblicheren Grad erreichen. Die Prozeßintensität der Mittelhirnveränderungen ist in allen Gruppen, besonders aber bei der C-Gruppe, sehr wechselnd. Die Veränderungen nach i.c. Infektion, die 6 Tage p.i. erstmalig festgestellt werden konnten, entsprachen im wesentlichen den Verhältnissen nach i.n. Infektion. Das gleiche gilt für die Kontaktinfektion und die orale Infektion. Die i.m. Infektion hatte schwache bis mittelgradige entzündliche Veränderungen zur Folge, während bei i.v. Infektion allgemein kaum nennenswerte histopathologische Befunde erhoben werden konnten.

KLEINHIRN

1. Bei intranasaler Infektion

a) Im präparalytischen Infektionsstadium

Von allen während des präparalytischen Infektionsstadiums untersuchten Tieren konnte nur bei 2 Fällen aus der Gruppe A am 10. und 13. Tag p.i. je ein positiver pathologisch-histologischer Befund erhoben werden. Diese Verhältnisse befinden sich in guter Übereinstimmung mit dem Virusnachweis, der bis zum 10. Tag p.i. als negativ angesehen werden muß.

Bei einem Tier (10. Tag p.i.) ließ sich in der Tiefe der Piasepten von Nodolus und Lingula eine eben beginnende noch perivaskulär angeordnete Infiltration der weichen Hirnhaut feststellen. Einzelne perivaskuläre Infiltrate mittlerer und größerer Gefäße waren in unmittelbarer Nachbarschaft des Recessus lateralis anzutreffen. Die Kleinhirnrinde und die übrigen Abschnitte des Kleinhirns wiesen keinerlei entzündliche Veränderungen auf. Am 13. Tag p.i. waren schwache bis mittelgradige lymphozytäre Infiltrationen der Pia mater über Kleinhirnwurm und Hemisphären ungleichmäßig verteilt. Dabei ließ sich keine Bevorzugung einzelner Abschnitte erkennen. Die in die Rindenzone eintretenden Gefäße setzten die meningeale Infiltration in bescheidenem Maße bis in die Körnerzellschicht fort, wobei gleichzeitig ab und zu eine Auswanderung vaskulärer Infiltratzellen erfolgte. Nur im Bereich pialer Infiltrationen konnten stellenweise in der Schicht der Purkinjeschen Zellen herdförmig angeordnete Gliazellen beobachtet werden, die z. T. gemischt mit den Gefäßinfiltratzellen einzelne Purkinjesche Zellen überwucherten. Meist waren 2 bis 4 nebeneinanderliegende Zellen davon betroffen, während die benachbarten entweder völlig unverändert erschienen oder Homogenisierungs- und Schrumpfungsprozesse aufwiesen. Echte gliöse Neuronophagien waren nicht erkennbar. Im Kleinhirnmark fanden sich mehrere Gefäßinfiltrate vorwiegend im Gebiet der Kleinhirnkerne. Die Markstrahlen zeigten einzelne vaskuläre Infiltrate. Insgesamt sind die entzündlichen Veränderungen im präparalytischen Infektionsstadium wenig ausgeprägt.

b) Im paralytischen Infektionsstadium

Mit dem Einsetzen von Krankheitserscheinungen entwickeln sich bei der Mehrzahl der untersuchten Tiere erhebliche entzündliche Veränderungen. Schon am 1. Krankheitstag zeigt die weiche Hirnhaut eine mehr oder minder starke

Infiltration, die aber abschnittsweise in den einzelnen Septen sehr unregelmäßig ausgebildet ist. Außerdem machen sich hier Unterschiede der einzelnen Virusstämme bemerkbar, indem häufig nach Infektionen mit den virulenteren Stämmen (Gruppe B und C) eine starke Verbreiterung der Pia mater infolge Ödembildung in Erscheinung tritt (Abb. 38). Gleichzeitig geht damit eine gesteigerte Intensität der Veränderungen im Rindenbereich einher. Ab und zu kann im frühen akuten Krankheitsstadium eine starke Infiltration der weichen Hirnhaut mit Ödembildung beobachtet werden, während die entzündlichen Läsionen der Rinde noch wenig ausgeprägt sind. Ihre Gefäßinfiltrate nehmen jedoch an Zahl und Größe rasch zu, so daß die Infiltratzellen stellenweise die Zona molecularis mehr oder weniger dicht, vermischt mit gliösen Zellelementen, durchsetzen. Gliazellherde, die sich vorzugsweise im Stratum gangliosum lokalisieren, nehmen ebenfalls an Häufigkeit und Ausdehnung zu (Abb. 36). Dadurch werden meist mehrere nebeneinanderliegende Purkinjesche Zellen überwuchert, und bei den benachbarten Ganglienzellen machen sich leichtere bis schwerere degenerative Schäden oder völlige Zerstörung bemerkbar. Die geschädigten Purkinjeschen Zellen, die homogenisiert oder nur noch als schattenartige Gebilde darstellbar erscheinen, lassen häufig ein deutliches Hervortreten der baumartigen Verzweigungen ihrer Dendriten erkennen. Eine Vakuolisierung der Purkinjeschen Zellen und Neuronophagieprozesse konnten nur in einigen Fällen (Gruppe C) mit Sicherheit festgestellt werden. Gleichzeitig war hier eine mäßige Infiltration der weichen Hirnhaut bei sonst starker Prozeßintensität zu beobachten.

Alle im Rindengrau anzutreffenden Veränderungen entwickeln sich nur bei gleichzeitiger Infiltration der Pia mater. Sie erstrecken sich stets über zahlreiche, aber begrenzte Abschnitte von Wurm und Hemisphären, denen morphologisch unveränderte benachbart sind. Selbst bei maximaler Stärke der entzündlichen Prozesse, die zu einer Zerstörung von 10 bis 15 Purkinjeschen Zellen innerhalb einer Reihe und dichter zelliger Durchsetzung der Zona molecularis führen kann, ist niemals die Rinde in ihrer Gesamtheit betroffen. Die im Bereich der Körnerzellschicht auftretenden vaskulären und perivaskulären Infiltrate erreichen keine besonderen Ausmaße und können mitunter auch fehlen (Gruppe A).

Die Veränderungen des Kleinhirnmarkes werden durch regelmäßig auftretende Gefäß- und Gliainfiltrate charakterisiert, die sich vorzugsweise in den Kerngebieten lokalisieren (Abb. 37). Eine Prädilektion eines der drei Kerngebiete oder der Umgebung des IV. Ventrikels ist nicht feststellbar. Einzelne oder mehrere Ganglienzellen der Kerne können durch herdförmige Gliazellansammlungen verdrängt werden, die meist aber erst vom 3. Krankheitstag an nennenswerte Ausfälle bedingen. Auch bei diffuser Gliawucherung bleibt ein Teil der Ganglienzellen stets intakt. Selten sind echte gliöse Neuronophagien erkennbar. Ausnahmsweise konnten bei einem am 3. Krankheitstag untersuchten Tier aus der Gruppe C mehrere Neuronophagieprozesse beobachtet werden. Die entzündlichen Läsionen im Mark erreichen nur bei gleichzeitig schwerem Befall der Kleinhirnmeningen und des Rindengebietes eine stärkere Intensität. Dieses trifft insbesondere für die Tiere der Gruppen C und B zu im Gegensatz zu den manchmal fehlenden Veränderungen der A-Gruppe. Umgekehrt müssen maximale entzündliche Reaktionen der weichen Hirnhaut und der Rinde nicht mit entsprechenden Veränderungen der Marksubstanz verbunden sein. Die Markstrahlen erscheinen durch weit verstreute perivaskuläre Infiltrate kleinerer und größerer Gefäße sowie manchmal vereinzelte Gliazellansammlungen wenig verändert.

Im Gegensatz zu der bei allen Gruppen gut übereinstimmenden Art und Lokalisation der histopathologischen Veränderungen ist die Prozeßintensität erheblichen Variationen unterworfen, indem sich alle Übergänge von leichteren bis zu maximalen entzündlichen Läsionen beobachten lassen: In der B- und C-Gruppe können bereits am 1. und 2. Krankheitstag Veränderungen auftreten, die von den Tieren der A-Gruppe häufig erst am 3. und 4. Krankheitstag erreicht werden.

Die zwischen dem 5. und 11. Krankheitstag untersuchten Tiere (Gruppe A) zeichneten sich übereinstimmend durch wenig markante entzündliche Veränderungen aus. Die Meningen ließen auf einzelne Septen beschränkte lymphozytäre Infiltrate erkennen. Die für das chronische Krankheitsstadium typischen Endothelzellwucherungen waren nicht deutlich erkennbar. In der Rinde fanden sich Reste von Gefäßinfiltraten, während nur ab und zu schwach diffuse Gliazellproliferationen zur Beobachtung gelangen. Die für das akute Krankheitsstadium charakteristischen Gliaherde in der Schicht der Purkinjeschen Zellen fehlten. Im Mark waren meist unbedeutende Gefäßinfiltrate und vereinzelte diffuse Gliazellansammlungen anzutreffen. Letztere lokalisierten sich im Bereich der Kerne, deren Ganglienzellen aber unversehrt erschienen. 86 Tage nach Krankheitsbeginn zeigte sich neben den schon beschriebenen Gefäßveränderungen eine deutlich erkennbare lymphozytäre Infiltration, welche sich auf einen Abschnitt der Pia mater beschränkte. In dem dazu gehörenden Bereich des Stratum gangliosum konnte der Ausfall mehrerer Purkinjeschen Zellen beobachtet werden. Im Kleinhirnmark fanden sich einzelne Gefäße mit Resten rundzelliger Infiltration. Eine Zunahme der bindegewebigen Substanz der weichen Hirnhaut war nicht einwandfrei feststellbar. Eine auffällige Zellverminderung, die wahllos über einzelne größere und kleinere Abschnitte der Körnerzellschicht verteilt war, konnte 136 Tage nach Krankheitsbeginn festgestellt werden. Die Vaskularisation erschien in diesen zellarmen Bezirken gut erhalten, und ebenso waren in den Randgebieten einzelne unzerstörte Purkinjesche Zellen anzutreffen. Es bestand ferner stellenweise eine leichte bindegewebige Zunahme der Pia mater, und teilweise waren spärliche Reste einer zellulären Infiltration zu sehen (Abb. 39).

Bei den stumm infizierten Tieren konnten schwache, unregelmäßige Infiltrationen der Pia mater beobachtet werden, die abschnittsweise bei den Tieren Nr. 236 (Gruppe C) und 238 (Gruppe A) mittelgradige bzw. erhebliche Ausmaße erlangten. Gleichzeitig fanden sich dabei Rindenveränderungen in Form von Gefäßinfiltraten, Gliaherden und Ausfall Purkinjescher Zellen, die bei den restlichen 4 Tieren nicht zu sehen waren. Im Kleinhirnmark ließen sich dagegen bei fast allen Tieren Reste kleinerer oder größerer Gefäßinfiltrate entdecken.

2. Bei intracerebraler Infektion

a) Im präparalytischen Infektionsstadium

Am 3. Tag p.i. sind noch keinerlei entzündliche Veränderungen festzustellen. Dagegen ist 6 Tage p.i. eine unregelmäßig schwache bis mittelgradige Infiltration der Pia mater anzutreffen, welche sich ohne besondere Lokalisation über Wurm und Hemisphären erstreckt. Stellenweise lassen sich in der Rindensubstanz Gefäßinfiltrate und mehr oder weniger diffuse Gliaproliferationen nachweisen, die bis in das Stratum gangliosum vordringen und vereinzelt Purkinjesche Zellen überwuchern. Das Kleinhirnmark zeichnet sich durch geringgradige vaskuläre Infiltrate aus. Erst gegen Ende der Inkubationszeit (8 Tage p.i.) erreichen die entzündlichen Läsionen Ausmaße, wie sie mit Eintritt des paralytischen Infektionsstadiums feststellbar sind. Die Pia mater ist häufig ödematös und durch zellige Infiltrationen verbreitert. Die Molekularzone erscheint abschnittsweise von gliös-mesenchymalen Infiltraten durchsetzt, und zahlreiche Purkinjesche Zellen werden durch dichte Gliaherde verdrängt. In Abschnitten mit geringgradiger Piainfiltration ist dagegen auch die Kleinhirnrinde weitgehend unversehrt. In der Marksubstanz sind wohlausgeprägte Gefäßinfiltrate und Gliazellansammlungen zu finden, die wie bei den i.n. infizierten Tieren keine Bevorzugung der Umgebung des Recessus lateralis erkennen lassen.

b) Im paralytischen Infektionsstadium

Die histopathologischen Veränderungen des paralytischen Infektionsstadiums lassen einerseits eine gute Übereinstimmung mit den Verhältnissen gegen Ende des präparalytischen Infektionsstadiums und andererseits mit denen nach i.n. Infektion erkennen. Die Prozeßintensität, die allgemein etwas stärker ausgeprägt erscheint, ist ebenfalls erheblichen Schwankungen unterworfen. Abweichend von den i.n. infizierten Tieren stellen einzelne Neuronophagien im Bereich der Kleinhirnkerne (Gruppe B und C vorwiegend) keine Besonderheiten dar. Eine weitgehende Schädigung der Kerne ist jedoch in der Regel nicht zu verzeichnen.

3. Bei Kontaktinfektion

Die durch Kontaktinfektion erkrankten Tiere zeigen grundsätzlich keine Unterschiede zur i.n. Infektion. Auffällig ist aber die allgemein schwache bis mittelgradige Intensität der entzündlichen Veränderungen. Fast bei allen Tieren erscheint die weiche Hirnhaut, deren zelluläre Infiltration keine besonderen Ausmaße erreicht, mehr oder weniger ödematös. Auch die entzündlichen Läsionen der Rindenschicht sind wenig ausgeprägt. Nur ausnahmsweise konnte bei zwei Tieren eine stärkere gliös-mesenchymale Durchsetzung der Zona molecularis mit Zerstörung vieler Purkinjescher Zellen beobachtet werden, während im Gegensatz hierzu in zwei anderen Fällen die Rinde außer minimalen Gefäßinfiltraten unverändert blieb. Bei dem wenige Stunden nach Eintritt von Krankheitserscheinungen getöteten Kontakttier (Nr. 198) waren mehrere Neuronophagien der Purkinjeschen Zellen bei starker Intensität der Rindenveränderungen und weniger ausgeprägter Infiltration der Pia mater eindeutig erkennbar. Ausnahmsweise ließen sich hier auch vakuoläre Degenerationen der Purkinjeschen Zellen beobachten. In der Marksubstanz waren einzelne der sonst weit verstreuten vaskulären Infiltrate stets in Ventrikelnähe anzutreffen. Die Gliaproliferationen bevorzugten auch hier die Kerngebiete. Sie erreichten, abgesehen von drei Fällen, in denen ausnahmsweise mehrere Neuronophagien im Dachkern zu erkennen waren, keine besondere Intensität.

4. Bei oraler Infektion

Bei der oralen Infektion fiel übereinstimmend mit der Kontaktinfektion die nur gering- bis mittelgradig ausgeprägte Intensität der entzündlichen Veränderungen auf. Nur in einem Fall konnten schwerere entzündliche Läsionen beobachtet werden. Prozeßstruktur und Lokalisation ließen ebenfalls keine Abweichungen von den Verhältnissen nach i.n. Infektion erkennen.

5. Bei intramuskulärer Infektion

Das für die orale Infektion Gesagte hat in gleicher Weise für die i.m. Infektion seine Gültigkeit, mit der Einschränkung, daß alle 10 Tiere in gleicher Weise eine schwache bis mittelgradige Prozeßintensität erkennen ließen. Bei einem Tier konnte allerdings ein starkes Betroffensein des Nodulus beobachtet werden, während die übrigen Kleinhirnabschnitte nur minimal verändert erschienen.

6. Bei intravenöser Infektion

Auch nach i.v. Infektion entstehen weniger ausgeprägte entzündliche Veränderungen. Nur bei einem Tier fand sich eine etwas stärkere Prozeßintensität. In der Regel erscheint bei i.v. Infektion die Pia mater etwa mittelgradig und ziemlich gleichmäßig infiltriert. An einzelnen Septen ist eine Ödembildung deutlich erkennbar. In der Rindenschicht kommen abschnittsweise weniger zahlreiche Gefäßinfiltrate und teils locker, teils herdförmig angeordnete Mikrogliazellen vor. Ein ausgedehnter Untergang Purkinjescher Zellen ist nicht festzustellen, aber dafür können einzelne anscheinend echte Neuronophagien beobachtet werden. In der Körnerschicht und in der Marksubstanz finden sich unbedeutende Gefäßinfiltrate und in letzterer auch Gliaherdchen, die keine Prädilektion der Nähe des Recessus lateralis erkennen lassen (Abb. 40).

ZUSAMMENFASSUNG

Im Kleinhirn muß der Virusnachweis nach i.n. Infektion bis zum 10. Tag p.i. als negativ angesehen werden. Damit übereinstimmend konnten nur bei 2 am 10. bzw. 13. Tag p.i. untersuchten Tieren (Gruppe A) entzündliche Veränderungen nachgewiesen werden. Diese bestehen 10 Tage p.i. in einer beginnenden, auf Nodulus und Lingula beschränkten Infiltration der Pia mater und einzelnen Gefäßinfiltraten in Nachbarschaft des Recessus lateralis. Am 13. Tag p.i. findet sich eine ungleichmäßig über Kleinhirnwurm und Hemisphären verteilte Infiltration der weichen Hirnhaut. In ihrem Bereich können hin und wieder mäßige vaskuläre Infiltrate und mit hämatogenen Infiltratzellen untermischte Gliazellansammlungen in der Rindenschicht festgestellt werden, welche herdförmige einzelne oder mehrere Purkinjesche Zellen überwuchern. Das Kleinhirnmark zeichnet sich durch vorwiegend in den Kerngebieten lokalisierte Gefäßinfiltrate aus. Die wenig ausgeprägten entzündlichen Veränderungen des präparalytischen Infektionsstadiums nehmen mit dem Einsetzen von Krankheitserscheinungen rasch an Intensität zu. Insbesondere tritt die ausgedehnte, aber stets unregelmäßige Infiltration und häufig Ödembildung (Gruppe B und C) der Pia mater in den Vordergrund. Vorwiegend werden die Molekularschicht und das Stratum gangliosum von gliös-mesenchymalen Infiltrationen durchsetzt, die bis zum Ausfall von 10—15 Purkinjeschen Zellen in einer Reihe führen können, aber niemals die Rinde in ihrer Gesamtheit betreffen. Im Kleinhirnmark und in den Markstrahlen sind verstreute vaskuläre Infiltrate anzutreffen. Die Kerne zeigen außerdem mehr oder weniger ausgedehnte Gliazellproliferationen, während Ganglienzelläsionen in geringerem Maße zur Beobachtung gelangen. Neuronophagieprozesse sind nur ausnahmsweise festzustellen. Die Prozeßintensität, die in den Gruppen B und C im allgemeinen stärker ausgeprägt erscheint, ist bei allen Tieren erheblichen Schwankungen unterworfen. Zwischen dem 5. und 11. Krankheitstag treten wenig ausgeprägte entzündliche Prozesse in Erscheinung. Längere Zeit nach überstandener Krankheit sind noch Reste vaskulärer und pialer Infiltrate zu finden, und in einem Fall (136 Tage p.i.) konnte abschnittsweise eine auffällige Zellverarmung der Körnerschicht festgestellt werden. Zwei von den stumm infizierten Tieren ließen Veränderungen erkennen, die sich nicht von denen erkrankter Tiere unterscheiden lassen. Nach i.c. Infektion findet sich 6 Tage p.i. eine unregelmäßig schwache bis mittelgradige Meningitis. In der Rindenschicht kommen gliös-mesenchymale Infiltrate vor, welche die Zerstörung einzelner Purkinjescher Zellen verursachen. Gegen Ende des präparalytischen Infektionsstadiums sind entzündliche Prozesse anzutreffen, die einerseits mit den Verhältnissen nach i.n. Infektion — abgesehen von häufigeren Neuronophagien in den Kleinhirnkernen —, andererseits mit denen des paralytischen Stadiums gut übereinstimmen. Die durch Kontakt, oral und i.m. infizierten Tiere lassen bei mäßiger Prozeßintensität keine Besonderheiten im Gegensatz zur i.n. Infektion erkennen. Auch nach i.v. Infektion finden sich, von einer Ausnahme abgesehen, nur wenig ausgeprägte histopathologische Veränderungen.

RAUTENHIRN

1. Bei intranasaler Infektion

a) Im präparalytischen Infektionsstadium (Abb. 41, 52, 59, 71)

Die frühesten morphologisch erkennbaren Veränderungen bestehen auch im Rautenhirn in vaskulär infiltrativen Prozessen, welche erstmalig am 6. Tag p.i. — übereinstimmend mit dem ersten (indirekten) Virusnachweis — bei 4 von 9 Versuchstieren beobachtet werden konnten. Diese noch spärlichen Gefäßinfiltrate waren bei 2 Tieren ohne besondere Lokalisation über die Substantia reticularis verstreut. Sie erreichten aber bei 2 Tieren aus der Gruppe C bereits etwas stärkere Ausmaße, indem sich Mikrogliaproliferationen hinzugesellten (Tier Nr. 34). Dabei ließ sich bei allen untersuchten Tieren weder im frühen noch im späteren präparalytischen Infektionsstadium eine bevorzugte Lokalisation in der Umgebung des IV. Ventrikels feststellen, was auch für das paralytische Infektionsstadium seine Gültigkeit behielt. Bei den beiden o. a. Tieren aus der Gruppe C konnten im Brückenhirn kleinere vaskuläre und perivaskuläre Infiltrate in der Formatio reticularis und einzelne Gefäßinfiltrate im zentralen Höhlengrau beobachtet werden, während die Kerngebiete des mesenzephalen, sensiblen und motorischen Trigeminuskernes sowie des IV. Hirnnerven und des etwas kaudaler gelegenen Nervus (N.) abducens völlig unverändert erschienen. Das Tier Nr. 34 zeigte außer einer deutlichen kapillären Hyperämie mehrere große Gefäße mit fünf- bis sechsschichtigen Infiltratmänteln im Ventralteil der Raphe und links und rechts davon. Im Bereich der Brückenfasern waren dagegen nur einzelne schwache Gefäßinfiltrate zu erkennen. Basal zeigte sich eine leichte Infiltration der Pia mater.

Im rostralen Bereich der Medulla oblongata konnten über die Substantia reticularis, die Raphe und teilweise über die Kerngebiete des N. facialis und des Nucleus Deiters verstreute Gefäßinfiltrate beobachtet werden, die wiederum bei dem Tier Nr. 34 ventral in der Umgebung der Raphe stärkere Ausmaße erlangten. Daneben fanden sich einzelne gliöse z. T. mit hämatogenen Elementen vermischte Zellansammlungen in der Formatio reticularis, deren große motorische Ganglienzellen ebenso wie die Zellen des Facialiskernes noch völlig unversehrt erschienen.

In einem begrenzten Gebiet des Deitersschen Kernes konnten einzelne Gliaherde und mehrere Ganglienzellen mit randständigen gliösen Elementen bzw. eben beginnender Neuronophagie beobachtet werden. Aber nur zwei dieser Ganglienzellen wiesen deutlich erkennbare degenerative Veränderungen auf. Es war nicht mit Sicherheit zu entscheiden, ob die umschriebenen Gliazellansammlungen z. T. gliöse Restknötchen darstellten, da Reste zerstörter Ganglienzellen in ihrem Bereich nicht nachweisbar waren.

Der ventrale Cochleariskern erschien nicht betroffen. Bei dem Tier Nr. 35 zeigten die vaskulären Prozesse eine nach kaudal abnehmende Intensität. Das Tier Nr. 34 wies dagegen vorläufig noch wohlausgeprägte über die Formatio reticularis und Raphe verteilte gliös-mesenchymale Infiltrationen auf. Im Tuberculum acusticum fanden sich einzelne kleinere Gefäßinfiltrate, während der Nucleus terminalis spinalis nervi vestibuli und der Schwalbesche Kern sowie die Oliven freiblieben von entzündlichen Veränderungen. Erst im kaudalen Bereich der Medulla oblongata war auch bei diesem Tier eine allgemeine Verringerung der Prozeßintensität zu erkennen.

Auffällig erschien deswegen das starke Betroffensein des Nucleus ambiguus, welcher sich durch mehrere größere und kleinere perivaskuläre Infiltrate, Gliaproliferationen und mehrere degenerativ veränderte Ganglienzellen auszeichnete. Letztere waren z. T. sehr dicht mit gliösen Zellelementen umgeben, so daß sich hier nicht entscheiden ließ, ob es sich um ältere primäre Ganglienzelläsionen mit Aktivierung gliöser Elemente oder um sekundäre Schäden handelte. Andererseits waren auch mehrere Ganglienzellen von Gliazellen umlagert, die keine ausgesprochenen Alterationen aufwiesen. Daneben erschien der größte Teil der übrigen Ganglienzellen unversehrt.

Der Hypoglossuskern, die Oliven, die Seiten- und Dorsalstrangkerne sowie das Gebiet der spinalen Trigeminuswurzel und der Ventralhornreste zeigten keinerlei Veränderungen. Nur im Kerngebiet des Nucleus alaris und in dessen Umgebung, in der Formatio reticularis und der Raphe fanden sich mehrere kleinere und ein größeres Gefäßinfiltrat.

Am 8. Tag p.i. wiesen von insgesamt 8 untersuchten Tieren (je 2 Tiere aus den Gruppen A und B, 4 aus der Gruppe C) je 1 Tier aus den Gruppen B und C keinerlei histopathologische Befunde auf. Grundsätzliche Abweichungen zu den am 6. Tag p.i. geschilderten Verhältnissen waren nicht zu erkennen, wenn auch hinsichtlich der Prozeßintensität z. T. recht erhebliche Unterschiede zu bemerken waren. Bei einem Teil der Tiere herrschten weniger starke vaskuläre Prozesse vor, während 2 Tiere aus der A- und 1 Tier aus der C-Gruppe ausgeprägtere entzündliche Läsionen aufwiesen. Letztere ließen im Brückenhirn Gefäßinfiltrate und Gliaherdchen in der Substantia reticularis, der Raphe und in geringerem Maße im zentralen Höhlengrau erkennen sowie selten zwischen den Brückenfasern. Bei dem Tier Nr. 44 (Gruppe C) fanden sich allerdings stark entzündliche Veränderungen im zentralen Höhlengrau, die bis auf das Kerngebiet des mesenzephalen Trigeminuskernes übergriffen. Weiterhin konnten im motorischen Trigeminuskern mehrere Ganglienzellen mit degenerativen Schäden sowie einzelne Neuronophagien festgestellt werden, die ferner auch in der Formatio reticularis anzutreffen waren. Die Pia mater zeigte sich bei allen Tieren mäßig infiltriert. In der rostralen Medulla oblongata fanden sich mehr oder weniger ausgeprägte über die Formatio reticularis, die Raphe, das Tuberculum acusticum und die Endkerne des N. vestibularis verstreute Gefäßinfiltrate und Gliazellansammlungen. Im Facialis- und im Deitersschen Kern konnten beginnende oder bereits fortgeschrittene Neuronophagieprozesse festgestellt werden, die bei Tier Nr. 44 die stärkste Intensität erreichten. Gleichzeitig waren bei diesem Tier eine ganze Anzahl von Neuronophagien im Nucleus magnocellularis ausgebildet. Im kaudalen Teil des verlängerten Markes blieb die Lokalisation der gliös-mesenchymalen Prozesse unverändert, wenn auch die Prozeßintensität einschließlich der Infiltration der weichen Hirnhaut deutlich vermindert erschien. Nur im Nucleus ambiguus waren einzelne oder mehrere Neuronophagien neben Gefäßinfiltraten und Gliaproliferationen anzutreffen, während die übrigen Hirnnervenkerne bis auf geringgradige vaskuläre Infiltrate unverändert blieben. Wir möchten jedoch erwähnen, daß die Bestimmung des Nucleus ambiguus, des motorischen Ursprungskernes des N. vagus und N. glossopharyngicus häufig Schwierigkeiten bereitet, da dieses Kerngebiet auch beim Schwein gegen seine Umgebung unscharf abgegrenzt erscheint.

Von 5 Tieren (Gruppe A, B, C), welche am 10. Tag p.i. zur Untersuchung gelangten, wiesen nur zwei unbedeutende vaskulär-infiltrative Prozesse auf. Gegen Ende des präparalytischen Stadiums (13. Tag p.i.; Gruppe A) gewinnen die entzündlichen Läsionen an Intensität ohne Änderung der Prozeßstruktur. Die im Brückenhirn auftretenden wohlausgeprägten gliös-mesenchymalen Prozesse bevorzugen wiederum die Substantia reticularis, die Raphe und das zentrale Höhlengrau. Dabei bleiben die Kerngebiete des N. trigeminus (bei dem Tier Nr. 51 auch der motorische Kern) und der Brückenfuß bis auf einzelne Gefäßinfiltrate verschont. In der Medulla oblongata zeigen der Deiterssche und der Facialiskern jetzt häufiger beginnende oder bereits fortgeschrittene Ganglienzellschäden mit Aktivierung gliöser Elemente. Hinzu gesellen sich verstärkte gliös-mesenchymale Infiltrationen, welche sich außerdem über die Substantia reticularis, die Raphe, das Tuberculum acusticum und die Endkerne des N. vestibularis ausbreiten. Weiter kaudal werden trotz abnehmender Stärke der entzündlichen Veränderungen auch der Nucleus ambiguus und Nucleus alaris sowie die Dorsalstrangkerne, die Umgebung der Oliven und der Nucleus fasciculus lateralis mehr oder weniger in Mitleidenschaft gezogen. Die weiche Hirnhaut erscheint nur geringfügig infiltriert, während außer einer Gefäßhyperämie sich keinerlei Veränderungen der Plexus chorioidei nachweisen lassen. Der geschilderte histopathologische Prozeß weist in seinen Grundzügen bereits das Bild des paralytischen Krankheitsstadiums auf.

b) Im paralytischen Infektionsstadium (Abb. 42, 43, 53, 54, 60, 61, 72, 73)

Bei allen zwischen dem 1. und 4. Krankheitstag untersuchten Tieren werden im Brückenhirn die Verhältnisse der Substantia reticularis und der Raphe sowie des zentralen Höhlengraus durch weit verstreute entzündliche Veränderungen wechselnden Grades charakterisiert, während basal im Bereich der unregelmäßig angeordneten Ponskerne der oberen Oliven und der Trapezkerne sowie zwischen

den Fasern des Brückenfußes meist geringfügigere Gefäßinfiltrate zu beobachten waren. Es machen sich dabei aber grundsätzliche Unterschiede der einzelnen Virusstämme bemerkbar, indem nämlich bei den Tieren der Gruppe C schon in den ersten Krankheitstagen meist zahlreiche Neuronophagieprozesse der großen motorischen Ganglienzellen der Formatio reticularis bzw. des als Nucleus magnocellularis bezeichneten Kerngebietes aufzufinden sind, die viel weniger häufig bei den Tieren aus den Gruppen A und B beobachtet werden konnten. Bei mehreren Tieren aus der Gruppe C (1. und 2. Krankheitstag) und einzelnen Tieren aus den beiden anderen Gruppen (3. und 4. Krankheitstag) konnten im Bereich der Pons etwas ausgeprägtere Läsionen — insbesondere perivaskuläre Infiltrate größerer zwischen den Brückenfasern eingelagerter Gefäße — der Brückenkerne, der oberen Oliven und im Grau des Corpus trapezoides nachgewiesen werden. Die Brückenarme zeigten aber keinerlei entzündliche Veränderungen.
Der in der Brückenhaube gelegene motorische Trigeminuskern war gegensätzlich zu dem Kern des VI. Hirnnerven in der überwiegenden Anzahl der untersuchten Fälle Sitz stärkerer entzündlicher Veränderungen (Abb. 49, 50). Dabei sind Ganglienzellschäden und Infiltrationsprozesse mit den Verhältnissen im Facialiskern (s. u.) vergleichbar. Unterschiedlich von diesem konnten aber in mehreren Fällen negative histopathologische Befunde ein- oder beiderseitig erhoben werden. Der sensible Trigeminushauptkern und der mesenzephale Kern blieben in gleicher Weise wie die spinale Trigeminuswurzel unversehrt, abgesehen von zeitweise auftretenden schwachen Gefäßinfiltraten. Letztere finden sich allerdings im Bereich des mesenzephalen Kernes etwas häufiger und lassen sich vermutlich mit den regelmäßig vorhandenen entzündlichen Läsionen des zentralen Höhlengraus in Zusammenhang bringen. Primäre Ganglienzellschäden schienen in keinem der untersuchten Fälle vorhanden zu sein (Abb. 51). Selbst bei der Durchsicht von Serienschnitten (Tier Nr. 120) konnten trotz einseitig stärkerer gliös-mesenchymaler Proliferationen, die eine größere Anzahl von Ganglienzellen überwuchert hatten, keine Neuronophagieprozesse mit Sicherheit festgestellt werden.
Im Bereich der Trigeminusfasern und der Wurzelbündel des N. statoacusticus kamen hin und wieder einzelne kleinere und größere perivaskuläre Infiltrate, besonders bei den Tieren aus der Gruppe C vor. Die Fasern der einzelnen Hirnnerven erscheinen sonst stets unverändert, und nur in den seltensten Fällen läßt sich ein Übergreifen von entzündlichen Prozessen der Nachbarschaft beobachten.
Der Abducenskern ließ bei allen untersuchten Tieren keine oder nur spärliche Veränderungen, d. h. vaskuläre Infiltrate erkennen. Seine Ganglienzellen erweckten stets einen völlig ungeschädigten Eindruck. Wenig oder häufig nur minimal betroffen erschien das Gebiet des ventralen Cochleariskernes, während das Tuberculum acusticum als Prädilektionsstelle gliös-mesenchymaler Infiltrationen bezeichnet werden kann, die größere oder kleinere Anteile der Pyramidenzellschicht überwuchern.
Von den Endkernen des N. vestibularis zeigen der Schwalbesche und der spinale Kern meist stärkere Veränderungen im gleichen Sinne wie das Tuberculum acusticum (Abb. 78). Bei Tieren des 3. und 4. Krankheitstages erreichten sie

manchmal erhebliche Ausmaße. In diesen Fällen findet sich aber gleichzeitig auch an anderen Prädilektionsstellen eine ausgeprochene Prozeßintensität. Es kommen auch Fälle mit nur geringfügigen Alterationen und solche mit ein- oder beiderseitig negativem histologischen Befund vor. Dagegen waren ausnahmslos bei allen untersuchten Tieren entzündliche Veränderungen im Nucleus terminalis lateralis (Deiters) zu finden, die sehr oft schon in den ersten Krankheitstagen eine bemerkenswerte Stärke erreichten. Die hier auftretenden Ganglienzellerkrankungen, bei denen sich alle Stadien des Zellunterganges beobachten lassen, führten zu reger Aktivierung phagozytierender Gliazellen und zur Ausbildung gliöser Restkörperchen. Auch Ganglienzellen mit Vakuolenbildung und Anzeichen eines fortgeschrittenen Zellzerfalls ohne sichtbare Beteiligung gliöser Elemente können manchmal bemerkt werden. Diese Art des Zellunterganges, die auch in den anderen motorischen Kerngebieten und in der Formatio reticularis anzutreffen ist, läßt sich besonders gut im Deitersschen Kern beobachten (Abb. 70). Größere und kleinere vaskuläre Zellinfiltrate und mehr diffuse Gliazellvermehrungen fehlen ebenfalls nicht. Einzelne oder mehrere Ganglienzellen bleiben auch hier stets verschont. Letzteres gilt auch für die Fälle, welche sich beginnend mit dem 3. und 4. Krankheitstag durch massive gliöse-mesenchymale Wucherungen auszeichnen, die sich über das gesamte Kerngebiet erstrecken. Einseitig stärker ausgeprägte Veränderungen sind keine Seltenheit.

Schon die ersten Querschnitte in Höhe des Fascialiskernes zeigen eine weitere typische Lokalisationsstelle des histopathologischen Prozesses. Zahlreiche Neuronophagien in allen Stadien und gliös-mesenchymale Proliferationen, die eine stärkere Entfaltung als im Deitersschen Kern erlangen, führen in der Mehrzahl der Fälle schon frühzeitig zu weitgehender Zerstörung dieses beim Schwein sehr ausgeprägten Kerngebietes (Abb. 67). Trotz der Prozeßintensität erscheinen jedoch meist eine mehr oder minder große Anzahl von Ganglienzellen besonders in den Randgebieten oder manchmal eine gesamte Kerngruppe unverändert. Die Läsionen können auch einseitig stärker ausgeprägt sein. Negative pathohistologische Befunde werden aber vermißt. Schon bei Tieren, die am 3. und 4. Krankheitstag zur Tötung gelangten, konnte wiederholt anstelle des ursprünglichen Kernlagers ein „Narbengewebe“ mit manchmal kaum noch erkennbaren Überresten geschädigter Ganglienzellen beobachtet werden. In den Randgebieten bleiben jedoch immer einzelne Ganglienzellen unversehrt erhalten.

Der Endkern des Tractus solitarius zeigt meist nur schwache Gefäßinfiltrate. Bei der Mehrzahl der untersuchten Fälle erschien der Nucleus ambiguus, der schon im präklinischen Infektionsstadium wie o. a. ausgeprägte Läsionen aufwies, regelmäßig schwer betroffen durch vaskulär-infiltrative Prozesse und ausgedehnte Zerstörung seiner Ganglienzellen mit Beseitigung der Zelltrümmer durch gliöse Elemente. Serienschnitte von Tier Nr. 120 (Gruppe A; 3. Krankheitstag) zeigten inmitten ausgeprägter gliös-mesenchymaler Proliferationen zahlreiche schwer geschädigte Ganglienzellen und gliöse Restkörperchen. Daneben waren aber bei fast allen untersuchten Schnitten stets mehrere scheinbar intakte Ganglienzellen zu erkennen. Die schon frühzeitig beginnende Ausbildung gliöser Restknötchen trägt weiterhin zur erschwerten Bestimmbarkeit des Nucleus ambiguus bei, da besonders Tiere der Gruppe C häufig Neuronophagieprozesse der benachbarten motorischen Ganglienzellen der Formatio reticularis aufwiesen. Die kleineren Ganglienzellen der Substantia reticularis scheinen bei ausgebreiteten infiltrativen Prozessen erst sekundär in Mitleidenschaft gezogen zu werden (Abb. 66).

Weniger bevorzugt vom entzündlichen Prozeß sind dagegen die Oliven, die seltener in ihrem Grau als in ihrer Umgebung Gefäßinfiltrate und gliöse Zellansammlungen beherbergen. Bei mehreren Tieren, die nach Infektion mit dem Stamm Jena untersucht wurden, und einzelnen Tieren aus den Gruppen A und B vom 3. und 4. Krankheitstag waren jedoch sowohl in den Haupt- als auch in den Nebenoliven ausgedehnte perivaskuläre Infiltrate und Gliaherde mit weitgehender Verdrängung von Olivenelementen festzustellen.

Im kaudalen Bereich der Medulla oblongata sind neben einer mehr oder weniger hervortretenden Infiltration der Pia mater regelmäßig vaskulär infiltrative Prozesse verschiedenen Ausmaßes zu finden. Diese lokalisieren sich vorwiegend im Gebiet der Formatio reticularis, der Raphe, im parasympathischen Ursprungskern des N. vagus und im Nucleus ambiguus sowie ferner in der Umgebung der Oliven und im Gebiet der Dorsal- und Lateralstrangkerne, während die spinale Trigeminuswurzel in der Gesamtheit ihrer Ausdehnung fast völlig verschont bleibt. Bei Tieren des 3. und 4. Krankheitstages erreichten besonders die Infiltrate der großen Gefäße durch breite vier- bis sechsschichtige Zellmäntel eine erhebliche Stärke. Ansammlungen gliöser Zellelemente finden sich in unterschiedlichem Maße auf die Formatio reticularis und die einzelnen Kerngebiete verteilt. Auffällig erscheint die überwiegende Unversehrtheit des Hypoglossuskernes gegenüber dem starken Betroffensein des Nucleus alaris, dessen kleinzelligere Ganglienzellen häufig weitgehend durch gliös-mesenchymale Wucherungen verdrängt sein können oder vielfach Anzeichen kreislaufbedingter Schäden, Umlagerung mikrogliöser Elemente oder vielleicht auch Neuronophagien aufweisen (Abb. 80). Einschränkend muß aber gesagt werden, daß die normalen Zellen häufig schon unregelmäßig verteilte, verklumpte oder in der Peripherie konzentrierte Nisslschollen erkennen lassen. Offensichtlich intakte Ganglienzellen bleiben im Nucleus alaris stets auffindbar. Ebenso konnten bei der Untersuchung von Serienschnitten ein- oder beiderseitig minimale oder fehlende histopathologische Prozesse in einzelnen Abschnitten bei sonst stark ausgeprägter entzündlicher Reaktion festgestellt werden. Der Kern des XII. Hirnnerven zeigt dagegen in der Regel keine Veränderungen oder nur einzelne Gefäßinfiltrate, welche sich bevorzugt in den Randgebieten oder weiterhin in der Umgebung lokalisieren. Eine Ausnahme davon stellen ein Tier aus der Gruppe A und 3 Tiere aus der Gruppe C dar, welche am 2. Krankheitstag schwere inflammatorische Veränderungen des Hypoglossuskernes mit zahlreichen Neuronophagien aufwiesen. Auch Serienschnitte von Tieren des 3. und 4. Krankheitstages und Passagetieren aus der Gruppe C ließen zuweilen besonders weiter rostral nach Einmündung des Zentralkanals in den IV. Ventrikel einzelne oder mehrere meist frischere Neuronophagieprozesse erkennen. Der zwischen dem Alarkern und dem Hypoglossuskern lokalisierte Nucleus intercalatus (Staderini) zeichnet sich durch gleiche entzündliche Veränderungen wie der Alarkern aus, die besonders auf dem Höhepunkt seiner Ausbildung beim Erlöschen des Alarkernes sichtbar werden.

Der Nucleus praepositus hypoglossi und der Nucleus eminentiae medialis zeigen außer geringfügigen vaskulären Infiltraten keine Besonderheiten. Das Corpus restiforme bleibt immer unversehrt. Bei großen stark infiltrierten und einzelnen kleineren Gefäßen, die sich vorwiegend im Bereich der Formatio reticularis und seltener in den Nervenkernen lokalisieren, waren bei gestorbenen Tieren (Gruppe C) regelmäßig, bei Tieren des 1. bis 4. Krankheitstages seltener Blutaustritte zu beobachten, die zur Verdrängung des umgebenden Gewebes und zur Bildung eines Erythrozytensaumes um die Gefäße führen. Das Gefäßlumen erscheint gleichzeitig verengert. Ausnahmsweise ist ähnliches auch bei Tieren mit geringgradiger Prozeßintensität zu beobachten. Ob es sich dabei um artifiziell oder agonal entstandene Rhexisblutungen handelt, kann nicht mit Sicherheit entschieden werden. Diapedesisblutungen wurden bis auf unbedeutende Ausnahmen nicht festgestellt.

Die zwischen dem 5. bis 11. Krankheitstag untersuchten Tiere (Gruppe A) zeigten in der Mehrzahl, übereinstimmend mit den für dieses Krankheitsstadium schon beschriebenen Abschnitten des ZNS, wiederum geringgradige entzündliche Läsionen. Gemeinsam war all diesen Tieren die wohlausgeprägte Infiltration der weichen Hirnhaut und das deutliche Hervortreten der kapillären Gefäße, deren Endothelien Schwellungen und Proliferationen erkennen ließen, während die größeren Gefäße noch überwiegend rundzellige Infiltrate aufwiesen. Das am 5. Krankheitstag untersuchte Tier Nr. 137 zeichnete sich durch stärkere entzündliche Läsionen der typischen Lokalisationsstellen des Infektionsprozesses aus. Dagegen zeigten z. B. beide Tiere, welche am 10. und 11. Krankheitstag zur Untersuchung gelangten, im Brückenhirn kleinere Gefäßinfiltrate im zentralen Höhlengrau, in der Haube und im Brückenfuß. Über das Verhalten des motorischen Trigeminuskernes können wir in diesen beiden Fällen leider keine Aussage machen. Bei Tieren des 5. bis 7. Krankheitstages fanden sich hier mehrere gliöse Restkörperchen. Erst in Höhe des Facialiskernes lassen sich etwas deutlichere perivaskuläre Infiltrate in der Formatio reticularis, der Raphe, den Vestibulariskernen, im Tuberculum acusticum und im Kern des VII. Hirnnerven feststellen, bei sehr geringer Beteiligung von Mikrogliazellen. Nur im Deitersschen Kern, dessen Zellen einen ungeschädigten, jedoch leicht verminderten Eindruck erwecken, sind mehrere gliöse Restkörperchen deutlich erkennbar. Ein Ganglienzellschwund ist im Facialiskern nicht mit Sicherheit festzustellen. In den kaudalen Abschnitten des verlängerten Markes finden sich nur minimale Gefäßinfiltrate im Bereich der Formatio reticularis, der Raphe und des Nucleus alaris, dessen Ganglienzellen vermindert erscheinen. Im ganzen entsteht hier der Eindruck eines „leeren Bildes".

Bei den 86 bzw. 136 Tage nach Krankheitsbeginn getöteten Tieren (Gruppe C) traten im gesamten Rautenhirnbereich zahlreiche kapilläre Gefäße durch ihr strangartiges Aussehen in Erscheinung. Auch bei größeren Gefäßen ließ sich eine Schwellung und Vermehrung ihrer Endothelien und Adventitialzellen feststellen. Im Brückenhirn waren außer den geschilderten Gefäßwandveränderungen keinerlei Besonderheiten zu bemerken, während bei dem Tier Nr. 142 in der Medulla oblongata Reste einer mehr oder minder deutlichen rundzelligen Infiltration einzelner Gefäße der Substantia reticularis, des Tuberculum acusticum und der Pia mater zu erkennen waren. Der Fascialiskern zeichnete sich durch einen anscheinend starken Ganglienzellschwund aus, wobei jedoch auch Spuren einer gliös-mesenchymalen Reaktion fehlten. Ob im Bereich des Deitersschen Kernes und im Alarkern ebenfalls eine Zellverminderung stattgefunden hat, ist schwer zu entscheiden. Im Nucleus ambiguus konnten nur intakte Ganglienzellen gefunden werden.

Von besonderem Interesse erscheinen die nach stummer Infektion auftretenden feingeweblichen Veränderungen, die einerseits in gliös-mesenchymalen Prozessen bestehen, während andererseits primäre Ganglienzellerkrankungen außer in der Formatio reticularis fehlen. Bei dem Tier Nr. 236 waren im Brückenhirn viele kleine Gefäßinfiltrate und Gliaherdchen im zentralen Höhlengrau zu erkennen gegenüber vereinzelten Gefäßinfiltraten in der Substantia reticularis und einigen gliösen Restkörperchen. Der Brückenfuß war frei von entzündlichen Veränderungen. Dagegen zeigte die weiche Hirnhaut eine etwa mittelgradige Infiltration, die sich bis in die kaudalen Abschnitte der Medulla oblongata verfolgen ließ. Die Kerngebiete des sensiblen, mesenzephalen und motorischen Trigeminus sowie des N. abducens erschienen unverändert. Auch im Deitersschen und im Facialiskern konnten ebenso wie in den anderen Hirnnerven bis auf unbedeutende Gefäßinfiltrate keinerlei Veränderungen nachgewiesen werden. Eine Ausnahme hiervon stellen das Tuberculum acusticum und der Nucleus alaris (einseitig verändert) mit stärkeren gliös-mesenchymalen Prozessen dar (Abb. 81). Die Formatio reticularis, die in Höhe des Facialiskernes mehrere gliöse Restkörperchen und perivaskuläre Infiltrate sowie mehrere Gefäßinfiltrate und Gliaherde im Ventralteil der Raphe erkennen ließ, zeigte eine nach kaudal abnehmende Intensität der entzündlichen Veränderungen. Alle anderen Tiere mit stummer Infektion wiesen weniger ausgeprägte entzündliche Gewebsläsionen auf, die sich vornehmlich auf vaskulär-infiltrative Prozesse der Formatio reticularis und der Raphe beschränkten. (Das Rautenhirn von Tier Nr. 238 (Gruppe A) konnte leider nicht mit in die Untersuchung einbezogen werden.)

2. Bei intracerebraler Infektion

a) Im präparalytischen Infektionsstadium

Als erste entzündliche Veränderungen lassen sich am 3. Tag p.i. einzelne kleine vaskuläre Infiltrate in der Substantia reticularis und ein größeres Gefäßinfiltrat im Bereich des Deitersschen Kernes feststellen. Am 6. Tag p.i. sind im Brückenhirn das zentrale Höhlengrau und die Formatio reticularis nur minimal in Mitleidenschaft gezogen, während überraschenderweise bei einem Tier massive perivaskuläre und mehr diffuse gliöse Infiltrate im Brückenfuß beobachtet werden konnten. Sämtliche Kerngebiete des N. trigeminus sind frei von entzündlichen Veränderungen. Auch in der Medulla oblongata können noch keinerlei histopathologische Reaktionen im Bereich der Kerne des N. facialis und des Deitersschen Kernes einschließlich des Tuberculum acusticum beobachtet werden. Etwas stärkere vaskuläre und gliöse Infiltrationen finden sich dagegen im Nucleus alaris und intercalatus sowie im Monakowschen Kern, der spinalen Vestibulariswurzel und des Schwalbeschen Kernes, während die Substantia reticularis, die Raphe, die unteren Oliven und die Kerne des lateralen Seitenstranges bedeutend geringfügiger betroffen erscheinen. Die Pia mater zeigt eine bereits wohlausgeprägte Infiltration. 8 Tage nach der Infektion finden sich im zentralen Höhlengrau des Brückenhirnes stark diffuse Gliazellproliferationen und vaskuläre Infiltrate. Weniger intensive entzündliche Veränderungen sind in der Substantia reticularis, der Raphe und bei diesen Tieren auch im Brückenfuß festzustellen. Die Trigeminuskerne erscheinen unverändert. Der Deiterssche Kern zeigt einzelne Neuronophagieprozesse bei weniger starker Beteiligung vaskulärer Infiltrate. Innerhalb der Kerngebiete des VII. Hirnnerven machen einzelne Kerngruppen durch zahlreiche Neuronophagien und ausgedehnte gliös-mesodermale Infiltrationen einen schwer geschädigten Eindruck; gleichzeitig erscheinen jedoch unmittelbar benachbarte Kerngruppen völlig unverändert. Bei einem Tier blieb der Facialiskern vollständig verschont. Die Endkerne des N. vestibularis, der Nucleus intercalatus und der Alarkern zeichnen sich durch dichte einseitig stärkere gliös-mesenchymale Proliferationen aus, während das Tuberculum acusticum, der Monakowsche Kern, der Nucleus fasciculus lateralis und das Olivengrau mehrere stärkere Gefäßinfiltrate aufweisen. Der Nucleus ambiguus und der Hypoglossuskern erscheinen unverändert. Nur wenige Gefäßinfiltrate sind kaudal in der Medulla oblongata anzutreffen. Bei einem Tier fehlten hier entzündliche Prozesse, während weiter rostral deutlich erkennbare Läsionen, jedoch ohne Besonderheiten zu den anderen Tieren zu erkennen waren. In gleicher Weise wie bei den i.n. infizierten Tieren stellt die Umgebung des IV. Ventrikels in der Regel kein Prädilektionsgebiet der entzündlichen Veränderungen dar. Ebensowenig können außer einer Hyperämie der Gefäße entzündliche Läsionen der Plexus chorioidei festgestellt werden.

b) Im paralytischen Infektionsstadium

Die für das präparalytische Infektionsstadium geschilderten Verhältnisse lassen sich gut auf das paralytische Krankheitsstadium übertragen. Im Brückenhirn können alle Übergänge von minimalen bis zu schwersten entzündlichen Veränderungen im zentralen Höhlengrau beobachtet werden. Fehlende Alterationen im motorischen Trigeminuskern sind keine Seltenheit. Das Grau des Brückenfußes ist allgemein stärker entzündlich verändert als bei den i.n. infizierten Tieren. Bei fast allen untersuchten Fällen erscheint die weiche Hirnhaut mittelgradig bis stark durch Infiltratzellen verbreitert. Die Formatio reticularis und die Raphe zeichnen sich durch weniger ausgeprägte vaskuläre und gliöse Infiltrationen aus. Diese Verhältnisse bleiben meist im gesamten Rautenhirn unver-

ändert. Zuweilen treten aber besonders in der rostralen Medulla oblongata und vorzugsweise basal diffuse Gliainfiltrationen in Erscheinung. Auch Neuronophagieprozesse können hin und wieder bei Tieren der Gruppe C und seltener bei Tieren aus den anderen Gruppen im Nucleus magnocellularis beobachtet werden. Der Abducenskern bleibt auch hier unverändert bis auf unbedeutende Gefäßinfiltrate. Der Deiterssche Kern verhält sich wie nach i.n. Infektion. Auffällig ist hier das schon bei den Frühbefunden angedeutete häufige Verschontbleiben des Facialiskernes, der nach i.n. Infektion als Prädilektionsstelle des histopathologischen Prozesses gelten kann. Andererseits läßt sich ebenso in einer Reihe von Fällen ein maximales Befallensein des Facialiskernes nachweisen. In den Vestibulariskernen und in den Kerngebieten des Nucleus intercalatus, alaris und der Dorsalstränge lokalisieren sich mehr oder minder ausgeprägte gliösmesenchymale Infiltrationen. Dabei werden in der Regel auch die Kerne der unteren Oliven und der Hypoglossuskern nicht verschont; letzterer zeichnet sich außerdem meist durch zahlreiche Neuronophagien aus. Weniger stark oder häufig unverändert erscheint der Nucleus ambiguus.
Charakteristisch für die i.c. Infektion ist, daß sich die entzündlichen Prozesse weniger regelmäßig über den gesamten Rautenhirnbereich ausbreiten als nach i.n. Infektion. Dadurch erscheinen einzelne Abschnitte oder einzelne Kerngebiete fast negativ oder nur minimal in Mitleidenschaft gezogen, abgesehen davon, daß sich die auftretenden Veränderungen häufig nur auf eine Seite beschränken oder eine asymmetrisch starke Ausbildung erfahren.

3. **Bei Kontaktinfektion** (Abb. 44, 55, 62, 74)

Bei den durch Kontaktinfektion erkrankten Tieren fällt eine allgemein starke Intensität der entzündlichen Veränderungen auf, die sich auf die Formatio reticularis, die Raphe, die Pia mater und auf bestimmte Kerngebiete erstreckt, grundsätzlich aber mit den Verhältnissen der i.n. infizierten Tiere der Gruppe C übereinstimmt. Von der Brücke bis in den rostralen Bereich der Medulla oblongata zeichnet sich die Formatio reticularis einschließlich der Raphe durch eine starke Prozeßintensität aus, die sich besonders durch zahlreiche meist fortgeschrittenere Neuronophagien ihrer großen motorischen Ganglienzellen bemerkbar macht. Daneben finden sich viele gut ausgeprägte Gefäßinfiltrate und mehr diffus verteilte Gliazellvermehrungen. Der Facialiskern und der motorische Trigeminuskern treten wiederum als typische Prädilektionsstellen in Erscheinung, während der Abducenskern verschont bleibt.
Es erscheint uns für die auf natürlichem Wege infizierten Tiere von Interesse, daß in einem der untersuchten Fälle das Kerngebiet des motorischen Trigeminus außerordentlich schwere entzündliche Schäden aufwies und gleichzeitig der Kern der anderen Seite nur geringfügig betroffen erschien. Wie bei den i.n. infizierten Tieren sind der Deiterssche Kern und das Tuberculum acusticum schwer, der Schwalbesche Kern und der Nucleus terminalis spinalis N. vestibuli mittelgradig entzündlich verändert. Auch der ventrale Cochleariskern weist etwas ausgeprägtere Läsionen auf. Im kaudalen Bereich der Medulla oblongata finden sich

wie nach i.n. Infektion weit verteilte gliös-mesenchymale Prozesse, welche sich allerdings häufiger auch in den unteren Oliven lokalisieren.

Der Nucleus ambiguus und der Nucleus alaris sind in ihrer ganzen Ausdehnung schwer betroffen, und in seinen Randgebieten weist selbst der Hypoglossuskern wiederholt etwas stärkere Gefäßinfiltrate auf. Bei einem Tier konnten hier sogar stark entzündliche Alterationen beobachtet werden; dabei waren jedoch die wahrscheinlich vorhandenen Neuronophagieprozesse infolge der dichten zelligen Infiltration nicht einwandfrei erkennbar. Bei dem im frühesten paralytischen Stadium getöteten Tier (Nr. 198) stehen die entzündlichen Veränderungen der Formatio reticularis — insbesondere in der Medulla oblongata — und im zentralen Höhlengrau der Pons (Abb. 48) im Vordergrund. Von den Hirnnervenkernen erscheint nur der Nucleus alaris einseitig maximal betroffen (Abb. 79, 80). Der Nucleus ambiguus sowie der Deiterssche (Abb. 69) und der Facialiskern weisen neben geringgradigen gliös-mesenchymalen Infiltraten einzelne neuronophagierte Ganglienzellen auf. Der motorische Trigeminuskern erscheint fast völlig unversehrt. Die Endkerne des N. vestibularis und N. cochlearis zeigen spärliche vaskuläre Infiltrate. Im kaudalen Bereich der Medulla oblongata fallen mehrere Gliaherde in den Oliven und einzelne Neuronophagien im lateralen Seitenstrangkern auf, welcher aber ebenso wie die dorsalen Strangkerne kaum Veränderungen aufweist. Die Infiltration der Pia mater verliert nach kaudal an Intensität.

Weitere Einzelheiten zu schildern, erübrigt sich, da keine wesentlichen Abweichungen gegenüber der i.n. Infektion bestehen.

4. Bei oraler Infektion (Abb. 45, 56, 63, 75)

Die nach oraler Infektion erkrankten Tiere lassen wie die Kontakttiere eine meist gut ausgeprägte Intensität der entzündlichen Veränderungen erkennen.

Im Brückenhirn fällt wie bei den i.n. infizierten Tieren das stärkere Befallensein des zentralen Höhlengraus und der Formatio reticularis im Gegensatz zu den weniger hervortretenden Prozessen des Brückenfußes auf. Die Trigeminuskerne verhalten sich wie nach i.n. Infektion (Abb. 49). Das gleiche gilt für die Cochleariskerne und den Nucleus facialis, der schwer oder maximal betroffen erscheint. Bei 2 Tieren waren aber auch hier nur einzelne seiner Kerngruppen verändert bei scheinbarer Unversehrtheit anderer Gruppen. Ebenso gibt es auch eine einseitig stärkere Ausbildung der histopathologischen Reaktionen wie sie auch nach i.n., i.c. und Kontaktinfektion vorkommen. Etwas weniger bevorzugt vom entzündlichen Prozeß erscheint der Deiterssche Kern. In den rostralen Abschnitten der Medulla oblongata nimmt bei fast allen untersuchten Tieren die Intensität der entzündlichen Veränderungen in der Formatio reticularis und der Raphe zu, so daß neben stärkeren vaskulären Prozessen und mehr locker angeordneten Gliazellansammlungen, die auch in das Olivengrau eindringen, zahlreiche Neuronophagien beobachtet werden können. Der Nucleus tractus solitarii, der Schwalbesche und der spinale Vestibulariskern weisen nur mittel- bis geringgradige Infiltrationen auf. Etwas weiter kaudal zeigt die Formatio reticularis einschließlich der Raphe etwas weniger intensive Veränderungen. Der Nucleus ambiguus zeichnet sich durch regelmäßiges Befallensein im Sinne von primären Ganglienzellschäden und reger Beteiligung von gliös-vaskulär infiltrativen Prozessen aus. Es kann angenommen werden, daß der größte Teil der Ganglienzellen stets in Mitleidenschaft gezogen wird.

Im kaudalen Abschnitt des verlängerten Markes fällt das starke Betroffensein des Nucleus alaris und intercalatus sowie in vier Fällen des Hypoglossuskernes auf. Der parasympathische Vaguskern erscheint in der überwiegenden Anzahl der untersuchten Fälle von dichten gliös-mesenchymalen Proliferationen überwuchert, die einerseits Ganglienzellschäden hervorrufen, andererseits vermutlich auf das benachbarte Areal des Hypoglossuskernes übergreifen. Der nach i.n. und Kontaktinfektion meist unveränderte Kern des XII. Hirnnerven zeigte bei 4 Tieren gliöse und vaskuläre Infiltrationsprozesse mit mehr oder weniger ausgedehnter Schädigung von Ganglienzellen. Dabei waren Neuronophagieprozesse deutlich erkennbar. Außerdem beschränkten sich die Veränderungen des Hypoglossuskernes bei 3 Tieren abschnittsweise nur auf eine Seite — was etwas weniger deutlich auch für den Nucleus alaris und intercalatus zutrifft — oder teilweise auf das dem Alarkern angrenzende Gebiet. Bei den restlichen 6 Tieren fanden sich fast nur unversehrte Ganglienzellen und einzelne Gefäßinfiltrate im Hypoglossuskern. In den Dorsalstrangkernen traten z. T. umfangreiche perivaskuläre Infiltrate in den Vordergrund, welche mit den von der infiltrierten Pia mater in die ektodermale Substanz einziehenden Gefäßen in Verbindung stehen können. Auch in den basalen Bereichen des Medullaquerschnittes waren häufig stark infiltrierte, von der weichen Hirnhaut übertretende Gefäße zu beobachten.

5. Bei intramuskulärer Infektion (Abb. 46, 57, 64, 76)

Nach i.m. Infektion konnten bei 4 Tieren (3 Tiere intralingual, 1 Tier in die Oberschenkelmuskulatur infiziert) Befunde erhoben werden, die denen nach i.n. oder oraler Infektion vergleichbar sind, während die 6 anderen Tiere (2 Tiere intralingual, 4 Tiere in die Oberschenkelmuskalatur infiziert) vorwiegend entzündliche Läsionen der Formatio reticularis erkennen ließen bei fehlenden oder nur geringgradig ausgeprägten primären Ganglienzellerkrankungen der Hirnnervenkerne.

Im Brückenhirn begegneten wir übereinstimmend bei allen Tieren einer mittelgradigen bis starken Infiltration der weichen Hirnhaut, die sich bis in den kaudalen Bereich der Medulla oblongata fortsetzt. Das zentrale Höhlengrau erscheint nur wenig verändert. In der Formatio reticularis und der Raphe herrschen bei den Tieren der ersten Gruppe schwache bis mittelgradige entzündliche Prozesse vor. Im Brückenfuß sind nur einzelne kleinere Gefäßinfiltrate zu finden. Der motorische Kern des V. Hirnnerven war bei 2 Tieren wenig, bei den beiden anderen außerordentlich stark verändert. Der sensible und mesenzephale Kern sowie der Abducenskern sind entweder gar nicht oder nur geringfügig in Mitleidenschaft gezogen. Ausnahmsweise konnten in einem Fall einzelne bis mehrere perivaskuläre Infiltrate und Gliaherde im Bereich des sensiblen Trigeminuskernes und der spinalen Trigeminuswurzel festgestellt werden. Im

rostralen und kaudalen Bereich der Medulla oblongata sind ebenfalls im wesentlichen Verhältnisse wie nach i.n. Infektion anzutreffen. Der Deiterssche Kern zeichnet sich gegenüber dem Facialiskern durch etwas stärkere Veränderungen aus. Auffällig war bei 2 Tieren das verhältnismäßig geringe Betroffensein des Nucleus alaris und des Nucleus ambiguus im Gegensatz zu den erheblichen gliös-mesenchymalen Infiltraten im Bereich der Oliven. Der Hypoglossuskern erscheint bei einem intralingual infizierten Tier (Nr. 222) bis auf unbedeutende Gefäßinfiltrate unverändert, während er in den beiden anderen Fällen gleichzeitig mit dem Nucleus alaris schwere entzündliche Veränderungen aufweist. Im kaudalen Bereich des Hypoglossuskernes erscheint seine eine Seite gleichmäßig von dichter Glia infiltriert, so daß die Mehrzahl der Ganglienzellen nicht mehr erkennbar ist. Neuronophagieprozesse und Ganglienzellen mit schweren degenerativen Schäden sind dagegen häufiger in der weniger stark von Glia durchsetzten anderen Kernhälfte und in den kranialeren Kernabschnitten festzustellen (Abb. 82). In den dorsalen und lateralen Seitenstrangkernen sind häufig kleinere und größere Gefäßinfiltrate sowie z. T. einzelne bis mehrere erhebliche Gliaherde und von gliösen Zellen umgebene dagenerativ geschädigte Ganglienzellen anzutreffen.
Bei den 6 anderen Tieren waren wie schon o. a. die entzündlichen Läsionen vornehmlich auf die Formatio reticularis, die Raphe und die Oliven beschränkt. In den großen Kerngebieten sind nur hin und wieder Gefäßinfiltrate und ausnahmsweise Gliazellherde anzutreffen, während keinerlei Ganglienzellschäden erkennbar sind. Bei einem Tier konnten allerdings einzelne Neuronophagien im Nucleus ambiguus und im Deitersschen Kern beobachtet werden. Die Veränderungen der Formatio reticularius zeichnen sich sowohl im Brückenhirn als auch in der Medulla oblongata durch weitgehende Zerstörung der großen Ganglienzellen des Nucleus magnocellularis mit Aktivierung gliöser Elemente aus. Daneben finden sich vaskuläre Infiltrate verschiedenen Ausmaßes, welche z. T. mit der infiltrierten Pia mater in Verbindung stehen, und stellenweise eine diffuse Durchsetzung mit gliösen Zellen. Diese sind locker angeordnet und weisen Anzeichen einer überstürzten Neubildung oder des Zerfalls auf, so daß morphologisch das Bild polymorphkerniger Leukozyten vorgetäuscht wird. Die Oxydasereaktion erweist sich jedoch als negativ. Bei dem Tier Nr. 221 konnten stärkere gliös-mesenchymale Prozesse im Brückenfuß als in der Brückenhaube beobachtet werden. Gleichzeitig waren im Tuberculum acusticum einseitig massive entzündliche Veränderungen vorhanden.
Wie bei den i.n. infizierten Tieren läßt sich auch nach i.m. Infektion weder eine Bevorzugung der Umgebung des IV. Ventrikels erkennen, noch können entzündliche Prozesse der Plexus chorioidei festgestellt werden.

6. Bei intravenöser Infektion (Abb. 47, 58, 65, 77)

Die nach i.v. Infektion untersuchten Tiere weisen im Rautenhirn keine stark ausgeprägten entzündlichen Läsionen auf. Im Gebiet der Pons sind bei einem Tier fast keine Veränderungen anzutreffen, während die anderen Tiere im zentralen Höhlengrau mehr oder weniger häufig perivaskuläre Infiltrate und Gliaherde aufweisen. Die entzündlichen Reaktionen in der Formatio reticularis und der Raphe sind teils unbedeutend, teils finden sich einzelne bis mehrere Neuronophagien neben Gefäß- und Gliainfiltraten (Abb. 83). Im Brückenfuß sind zwischen den Fasern und im Bereich der Ponskerne eine ganze Anzahl wohlausgeprägter perivaskulärer Infiltrate großer und mittlerer Gefäße sowie ebenso häufige Gliazellansammlungen zu finden. Eine mäßige, z. T. sogar starke Infiltration der weichen Hirnhaut läßt sich bis in den kaudalen Bereich der Medulla oblongata verfolgen. In der Höhe des Facialiskernes nimmt die Intensität entzündlicher Veränderungen in der Formatio reticularis zu, so daß Neuronophagien und z. T. verstärkte gliös-mesenchymale Prozesse festgestellt werden können. Im Ventralteil der Raphe finden sich zwischen den kleinzelligen Elementen perivaskuläre Infiltrate und diffus angeordnete Gliazellen.

Der Facialiskern, der Kern des N. abducens und weiterhin der motorische Trigeminuskern weisen bis auf unbedeutende vaskuläre Infiltrate keinerlei Läsionen auf. Einzig im Deitersschen Kern konnten mehrere Neuronophagien und Gefäßinfiltrate entdeckt werden. Aber auch hier entsteht nicht der Eindruck einer schweren Kernschädigung. Das Tuberculum acusticum ließ bei 2 Tieren unbedeutende Gefäßinfiltrate, bei den anderen starke gliös-mesenchymale Infiltrationen erkennen. Der Schwalbesche Kern und der spinale Vestibulariskern bleiben fast unverändert. Das Kerngebiet des Nucleus ambiguus – soweit dieses abgegrenzt erscheint – weist neben einzelnen vaskulären und gliösen Infiltrationen mehrere degenerierte Ganglienzellen und schon fortgeschrittenere Neuronophagieprozesse vor allem bei den Tieren aus der B-Gruppe auf (Abb. 84). Im kaudalen Bereich der Medulla oblongata finden sich wenige, in der Formatio reticularis und der Raphe verteilte kleinere und größere Gefäßinfiltrate und sehr spärliche Gliaherdchen. Die Oliven lassen einzelne oder mehrere Gefäßinfiltrate und Gliaherdchen erkennen. Vaskuläre Infiltrate und Gliaherde lokalisieren sich z. T. sehr auffällig im Monakowschen Kern und im lateralen Seitenstrangkern sowie bei den Tieren aus der C-Gruppe im Nucleus alaris, während der Hypoglossuskern fast unbeteiligt erscheint. In den erstgenannten Kerngebieten finden sich außerdem ein- oder beiderseitig einzelne bis mehrere Ganglienzellen, welche offensichtlich degenerative Schäden aufweisen und dicht mit gliösen Zellelementen umlagert sind. Wahrscheinlich handelt es sich z. T. sogar um echte gliöse Neuronophagien.

Die Plexus chlorioidei sind in keinem Fall verändert.

ZUSAMMENFASSUNG

Nach i.n. Infektion können 6 Tage p.i. gleichzeitig mit dem ersten Virusnachweis entzündliche Veränderungen in Form vaskulär-infiltrativer Prozesse beobachtet werden. Diese lokalisieren sich vorwiegend in der Formatio reticularis einschließlich der Raphe. Die weiche Hirnhaut weist eine leichte Infiltration auf. Bei Tieren aus der Gruppe C finden sich Gefäßinfiltrate auch in den Hirnnervenkernen, denen sich Gliazellproliferationen hinzugesellen. Der Nucleus ambiguus erscheint auffällig stark betroffen. Vom 8. Tag p.i. bis zum Eintritt des paralytischen Stadiums kommen neben zunehmenden gliös-mesenchymalen Infiltrationen Neuronophagieprozesse vor, die jedoch keine alleinige Bevorzugung motorischer Hirnnerven erkennen lassen. Ebenso wie in den übrigen Abschnitten des ZNS bestehen zwischen dem präparalytischen und paralytischen Infektionsstadium nur Unterschiede im Hinblick auf die Prozeßintensität. Das Prädilektionsgebiet primärer Ganglienzellerkrankungen stellen der Deitersche Kern und der Facialiskern dar sowie der Nucleus ambiguus und der motorische Kern des V. Hirnnerven neben dem Nucleus magnocellularis der Formatio reticularis (Gruppe C), während der Kern des N. hypoglossus in der Regel, der Kern des N. abducens und trochlearis stets, außer geringen Gefäßinfiltraten, freibleiben von entzündlichen Veränderungen. Die Substantia reticularis mit der Raphe, der dorsale Cochleariskern (im Gegensatz zu dem ventralen) und die Vestibularisendkerne sowie der Nucleus alaris werden regelmäßig von Gefäßinfiltraten und Gliawucherungen durchsetzt, denen Ganglienzellschäden nachgeordnet sind. Im Brückenhirn wird das Fußgebiet in seinen parenchymalen Bestandteilen im Gegensatz zur Haube wenig betroffen. Ebenso werden der sensible Trigeminushauptkern und die Areale der spinalen Trigeminuswurzel weitgehend verschont. Im mesenzephalen Kern finden sich unbedeutende mesodermal-gliöse Reaktionen. Querschnitte der Medulla oblongata zeigen hin und wieder, besonders bei Tieren aus der Gruppe C, Gefäßinfiltrate und Gliazellproliferationen im Bereich der sonst wenig veränderten Oliven. Der Kern des Tractus solitarius und die Kerne des lateralen Seitenstranges sowie der Monakowsche, Burdachsche und Gollsche Kern zeichnen sich meist durch unbedeutende vaskulär-infiltrative Prozesse und seltener durch gliöse Zellvermehrungen aus. Regelmäßig unverändert bleiben die Pyramidenbahnen, das Corpus restiforme und — abgesehen von seltenen Ausnahmen — die Fasern der Hirnnerven. Die weiche Hirnhaut erscheint mehr oder weniger besonders an der Basis in Mitleidenschaft gezogen, während die Plexus chorioidei in keinem Fall entzündliche Infiltrate erkennen lassen. Im Hinblick auf die Prozeßlokalisation kann keine Bevorzugung der Umgebung des IV. Ventrikels festgestellt werden. Die Prozeßintensität zeigt im allgemeinen eine nach kaudal abnehmende Stärke.

Die zwischen dem 5. und 11. Krankheitstag untersuchten Tiere ließen wiederum eine verminderte Intensität der entzündlichen Veränderungen erkennen. 86 und 136 Tage nach Krankheitsbeginn sind Wucherungsprozesse der Gefäßendothelien und Adventitialzellen sowie spärliche Überreste rundzelliger Gefäßinfiltrate und Ganglienzellschwund im Facialiskern festzustellen. Unter den Fällen mit stummer Infektion zeichnet sich ein Tier (Nr. 236) durch nennenswerte gliös-mesenchymale Prozesse aus; mit Ausnahme des Tuberculum acusticum und des Nucleus alaris sind dabei die Hirnnervenkerne, in denen auch Ganglienzellerkrankungen fehlen, nicht betroffen. Dagegen sind einzelne gliöse Restkörperchen in der Formatio reticularis anzutreffen.

3 Tage p.i. lassen sich nach i.c. Infektion vereinzelte Gefäßinfiltrate in der Formatio reticularis und im Deitersschen Kern erkennen, die bis zum 6. Tag p.i. neben hinzukommenden Gliazellvermehrungen erheblich an Stärke und Aus-

dehnung zunehmen. Verhältnismäßig spät, nämlich erst am 8. Tag p.i., sind Neuronophagieprozesse im Deitersschen und im Facialiskern festzustellen. Im paralytischen Infektionsstadium fehlen, abweichend von den Verhältnissen nach i.n. Infektion, entzündliche Läsionen hin und wieder im motorischen Trigeminus- und Facialiskern und häufiger im Nucleus ambiguus, während der Hypoglossuskern meist zahlreiche Neuronophagien aufweist. Auch die unteren Oliven und das Gebiet des Brückenfußes sind oft stärker entzündlich verändert. Demgegenüber zeichnet sich die Formatio reticularis durch etwas weniger intensive entzündliche Prozesse aus. Charakteristisch für die Kontaktinfektion ist eine allgemein starke Intensität der entzündlichen Veränderungen, die aber grundsätzlich mit den Verhältnissen der Gruppe C nach i.n. Infektion übereinstimmen. Im frühen paralytischen Stadium konnten bei einem Tier vorwiegend entzündliche Veränderungen der Formatio reticularis und ein maximaler Befall des Nucleus alaris beobachtet werden. Ausnahmsweise ließ sich in einem Fall ein starkes Betroffensein des Hypoglossuskernes und etwas häufigere gliös-mesenchymale Prozesse in den unteren Oliven nachweisen. Eine gut ausgeprägte Prozeßintensität zeigen ebenfalls die oral infizierten Tiere. Im Gegensatz zur i.n. Infektion fielen bei 4 Tieren im Kern des XII. Hirnnerven gliös-mesenchymale Prozesse neben einzelnen oder mehreren Neuronophagien auf. Die Mehrzahl der Ganglienzellen bleibt aber stets unversehrt. Der Deiterssche Kern scheint etwas weniger bevorzugt zu erkranken.

Von den i.m. infizierten Tieren wiesen 4 Verhältnisse wie nach i.n. Infektion auf, abgesehen von einem etwas geringgradigeren Betroffensein des Nucleus ambiguus und des Nucleus alaris bei etwas stärkerem Befall der Oliven. Der Hypoglossuskern zeigte bei 2 intralingual infizierten Tieren stark ausgeprägte entzündliche Prozesse. 6 weitere i.m. infizierte Tiere ließen dagegen gliös-mesenchymale Prozesse und Ganglienzellveränderungen vorwiegend im Bereich der Formatio reticularis und der Raphe erkennen, während keinerlei nennenswerte Veränderungen im Bereich der Hirnnervenkerne zu verzeichnen sind. 2 der 5 Tiere zeigten allerdings einzelne bis mehrere Neuronophagien im Nucleus ambiguus und im Deitersschen Kern und ein weiteres einseitig schweren Befall des Tuberculum acusticum und stärkere entzündliche Veränderungen im Brückenfuß. Letzteres konnten wir auch bei 4 der i.v. infizierten Tiere feststellen, die insgesamt keine starke Prozeßintensität aufwiesen. Die entzündlichen Veränderungen beschränken sich, ähnlich wie bei einem Teil der o. a. i.m. infizierten Tiere, vorwiegend auf gliös-mesenchymale Infiltrationen und einzelne Neuronophagien der Formatio reticularis und der Raphe bei auffälligem Verschontbleiben der Nervenkerngebiete. Unter diesen zeichnen sich einzig der Deiterssche Kern und der Nucleus ambiguus durch Neuronophagieprozesse aus. Im Tuberculum acusticum sind in zwei Fällen starke gliös-mesenchymale Infiltrationen zu finden. Ebenso konnten Gefäßinfiltrate und Gliaherde bei 3 Tieren im Nucleus alaris und weiterhin im Monakowschen Kern und im Kerngebiet des lateralen Seitenstranges beobachtet werden, die z. T. mit Ganglienzellschäden vergesellschaftet waren.

RÜCKENMARK

1. Bei intranasaler Infektion

a) Im präparalytischen Infektionsstadium (Abb. 85, 86)

Die frühesten entzündlichen Veränderungen im Bereich des Rückenmarkes konnten in Übereinstimmung mit dem ersten positiven Virusnachweis am 6. Tag p.i. bei 3 von 10 untersuchten Tieren festgestellt werden. Davon gehörten 1 Tier in die Gruppe A und die restlichen 2 in die Gruppe C, während sämtliche im präparalytischen Stadium untersuchten Tiere aus der Gruppe B keinerlei als positiv wertbare histopathologische Befunde zeigten.

Die Tiere aus der Gruppe C lassen am 6. Tag p.i. neben einer Hyperämie der Gefäße — verbunden mit Schwellung der Kapillarendothelien — eben beginnende vaskuläre Infiltrate erkennen, die sich über die graue Substanz von Hals-, Brust- und Lendenmark verstreuen und ausnahmsweise auch auf die weiße Substanz übertreten. Diese Infiltrate finden sich vorzugsweise bei venösen Gefäßen kleinerer und mittlerer Weite und erlangen nur im medioventralen Bezirk der Ventralhörner etwas stärkere Ausmaße. Eindeutige Ganglienzellveränderungen sowie Infiltrationen der Pia mater können nicht festgestellt werden. Bei dem Tier aus der A-Gruppe sind dorsal und ventral über die graue Substanz verteilte kleinere vaskuläre Infiltrate zu beobachten. Zwischen dem 5. bis 7. Halsnervensegment treten in der dorsal gelegenen medialen Zellgruppe der Ventralhörner größere Gefäßinfiltrate auf, deren Infiltratzellen in die Umgebung ausstrahlen und sich mit gliösen Zellelementen mischen. Dabei werden einzelne Ganglienzellen sowie ein bereits fortgeschrittener Neuronophagieprozeß überwuchert, der jedoch nicht mit Sicherheit erkennbar ist. Weiterhin befindet sich auf einer Seite in der mittleren Zone ein größerer Infiltrationsherd aus gliösen und vaskulären Zellelementen. Auch hier kann nicht mit Bestimmtheit entschieden werden, ob die von den infiltrativen Elementen verdrängten Ganglienzellen bereits primäre Schäden aufgewiesen haben. In der Nachbarschaft dieses Gewebsinfiltrates sind neben völlig intakten Ganglienzellen zwei mit randständigen Gliazellen zu beobachten, die jedoch keine morphologisch eindeutig erkennbare Alteration zeigen. In allen anderen Zellgruppen machen die Ganglienzellen einen noch ungeschädigten Eindruck. Die Pia mater ist nicht infiltriert. Im Lendenmark finden sich dagegen nur wenige über die graue Substanz verteilte, schwach ausgeprägte vaskuläre Infiltrate.

Am 8. Tag p.i. ließen sich von insgesamt 9 untersuchten Tieren (2 Tiere aus der Gruppe B!) bei 2 Tieren aus der A- und 3 aus der C-Gruppe entzündliche Veränderungen in Form vaskulärer Prozesse nachweisen, die sich vorzugsweise im Rückenmarksgrau lokalisierten. Ein Versuchstier (Gruppe C) zeigte außerdem eine schwache, noch perivaskulär angeordnete Infiltration der Pia mater des Halsmarkes, während in einem anderen Fall (Gruppe A) in der ventrolateralen Zellgruppe der Ventralhörner einseitig eine eben beginnende Neuronophagie neben einer herdförmigen Gliazellansammlung festzustellen war. Die benachbarten Ganglienzellen ließen keine Schäden erkennen.

Die entzündlichen Veränderungen bei den 2 am 10. Tag p.i. untersuchten Tieren (Gruppe A) wiesen keine Unterschiede gegenüber dem 8. Tag p.i. auf. Eines der Tiere zeigte einen schon fortgeschrittenen Neuronophagieprozeß im ventrolateralen Zellgruppenareal der Halsmarkanschwellung, während die benachbarten Ganglienzellen noch unversehrt erschienen.

Von den 2 am 13. Tag p.i. untersuchten Tieren (Gruppe A) wies nur eines vaskuläre und perivaskuläre Infiltrate auf, welche sich vornehmlich in der grauen Substanz des Halsmarkes ventromedial und in Nähe des Zentralkanals lokalisierten und sich z. T. auf die weiße Substanz fortsetzten. In verschiedenen Abschnitten des V. bis VIII. Halsnervensegmentes konnten einseitig in der dorso-medialen Zellgruppe der Ventralhörner einzelne bis mehrere, teils beginnende, teils fortgeschrittenere Neuronophagieprozesse mit starker Aktivierung gliöser Zellelemente festgestellt werden. Die umliegenden Ganglienzellen zeigten degenerative Veränderungen in Form von Kernpyknose und staubartigem Zerfall der Nisslsubstanz. Auf der anderen Seite des Rückenmarksquerschnittes fanden sich (dorsomedial) mehrere Gefäßinfiltrate sowie Gliaherde, die vermutlich gliöse Restknötchen darstellten. In ihrer Nachbarschaft waren geschädigte Ganglienzellen und beginnende Neuronophagien anzutreffen, während die Ventralhörner sonst noch auffallend geringe entzündliche Veränderungen aufwiesen. In einzelnen Schnitten konnte ein beginnender Neuronophagieprozeß außerdem in der ventrozentralen Zellgruppe der Ventralhörner beobachtet werden. An der Basis der Dorsalhörner fanden sich mehrere Gefäßinfiltrate und hin und wieder ein gemischtzelliger Infiltrationsherd.

Im Lendenmark waren (trotz positiven Virusnachweises) nur schwache über die graue Substanz verteilte Gefäßinfiltrate zu erkennen.

Wir möchten allerdings hier nicht unerwähnt lassen, daß aus versuchstechnischen Gründen von den meisten im präparalytischen Infektionsstadium untersuchten Tieren keine Rückenmarksserienschnitte angefertigt werden konnten. Es ist daher anzunehmen, daß ein Teil der vorhandenen entzündlichen Veränderungen nicht zur Beobachtung gelangte. Insgesamt aber müssen die entzündlichen Rückenmarksveränderungen des präparalytischen Stadiums als wenig ausgeprägt bezeichnet werden.

b) *Im paralytischen Infektionsstadium* (Abb. 87—90)

Serienschnitte des gesamten Rückenmarkes gelangten von 6 zwischen dem 2. und 6. sowie am 10. Krankheitstag getöteten Tieren der Gruppe A zur Untersuchung, während von allen anderen Tieren stets nur Schnitte einzelner oder mehrerer Rückenmarkssegmente von Hals-, Brust-, Lenden- und Kreuzmark durchgesehen wurden.

Es kann an Hand unseres Untersuchungsmaterials allgemein festgestellt werden, daß die entzündlichen Veränderungen mit Eintritt des paralytischen Infektionsstadiums rasch an Intensität zunehmen, aber erst vom 3. bis 4. Krankheitstag ihr Maximum an Stärke und Ausdehnung erreichen. Außerdem machen sich einerseits Unterschiede der verwendeten Virusstämme bemerkbar, die später noch besprochen werden sollen; andererseits lassen sich bei vielen Tieren ausgesprochen entzündliche Veränderungen in den kranialen Rückenmarksteilen feststellen, während die kaudalen Abschnitte verhältnismäßig wenig betroffen erscheinen. Bei der Mehrzahl der am 1. und 2. Krankheitstag untersuchten Tiere (Gruppe A und B) waren die entzündlichen Läsionen wenig bis mittelgradig ausgeprägt. Am 2. Krankheitstag können sie aber bereits beachtliche Ausmaße erreichen, wie sie sonst erst am 3. und 4. Krankheitstag anzutreffen sind.

Zwischen dem I. bis III. Halsnervensegment lassen sich meist weniger starke Gefäßinfiltrate beobachten, die sich vorwiegend in der grauen Substanz von Ventralhörnern, Mittelzellgruppen und um den Zentralkanal lokalisieren und weniger die Dorsalhörner und die weiße Substanz bevorzugen. Eine Infiltration der Pia mater fehlt häufig oder ist nur ungleichmäßig schwach ausgeprägt.

In den Ventralhörnern erscheint die Mehrzahl der großen motorischen Ganglienzellen stets noch unversehrt, während ab und zu in den verschiedenen Zellgruppen eine oder mehrere Ganglienzellen alle Übergänge von leichten bis zu schweren Schäden aufweisen: angefangen von einem Verlust der zentral gelegenen Nisslschollen bis zu allmählicher Homogenisierung des Zytoplasmas bei gleichzeitigem Schwund der Kernmembran sowie Zerfall und Auflösung der Kernsubstanz, dem eine Aktivierung gliöser Elemente mit beginnender Neuronophagie folgt. Daneben sind geschwollene blaßgefärbte Ganglienzellen mit einem staubartigen Zerfall der Nisslschollen, zerstörter Kernmembran und verklumpter Kernsubstanz anzutreffen, die anfänglich an der Zellperipherie — später in der ganzen Zelle — kleinere und größere Vakuolen aufweisen. Auch die Zellkernreste verlieren ihre Färbbarkeit. Die Zelle erhält ein wabig-schaumiges Aussehen, bis schließlich nur noch ein kernloses, schattenartiges Gebilde übrigbleibt, das in der Regel ohne Beteiligung mikrogliöser Elemente verschwindet. Außerdem finden sich Gliazellinfiltrate von herdförmiger oder mehr diffuser Beschaffenheit (Abb. 97 bis 99).

Die einzelnen Zellgruppen der Ventralhörner zeigen ein sehr unterschiedliches und meist asymmetrisches Betroffensein, was in gleicher Weise auch für alle übrigen Rückenmarkssegmente zutrifft. Abschnittsweise sind z. B. die ventromedialen und -lateralen Zellgruppen einer Seite in Mitleidenschaft gezogen, während sich auf der anderen Seite die entzündlichen Veränderungen entweder nur auf vaskuläre Infiltrate beschränken oder etwa die medialen Zellgruppen betreffen. Andererseits können aber auch aus jeder Zellgruppe einzelne Ganglienzellen erkranken. Diese eben geschilderten Verhältnisse treten bei der Zunahme der grauen Substanz der Ventralsäulen im Bereich von Halsmark- und Lendenmarkanschwellung noch deutlicher hervor. Eine Gesetzmäßigkeit des Befalles bestimmter Zellgruppen der Ventralhörner läßt sich aber bei systematischer Untersuchung von Serienschnitten unter Berücksichtigung der normal-anatomischen Zellverhältnisse und eines umfangreichen Untersuchungsmaterials nicht feststellen. In einer Reihe von Fällen kann aber — vorerst auf die Rückenmarkssegmente der Hals- und Lendenmarkanschwellung beschränkt — beobachtet werden, daß die ventrolateralen Zellgruppen gegenüber den medialen bevorzugter Sitz entzündlicher Veränderungen sind. In den medialen Gruppen ist jedoch bereits die normale Anzahl der Ganglienzellen geringer als in den lateralen und zentralen Gruppen.

Die im oberen Halsmark weniger starken entzündlichen Prozesse, einschließlich der Infiltration der Pia mater, nehmen (entsprechend der Zunahme der grauen Substanz) zwischen dem IV. und VIII. Halsnervensegment etwas an Intensität zu. Die Prozeßstruktur bleibt jedoch unverändert: Geringgradig in Mitleidenschaft gezogen sind wiederum die weiße Substanz und alle dorsal gelegenen Anteile der grauen. In den Seitenhörnern und Mittelzellgruppen sind meist weniger ausgedehnte Gefäßinfiltrate und Gliaherde anzutreffen. Nur ausnahmsweise gelangen Neuronophagien zur Beobachtung. In den Ventralhörnern finden sich in den verschiedenen Zellgruppen, die, wie schon oben gezeigt, wenig regelmäßig und meist asymmetrisch betroffen sind, nebeneinander unversehrte und geschädigte Ganglienzellen mit und ohne Aktivierung gliöser Elemente. Die Mehrzahl der motorischen Ventralhornzellen erscheint in der Regel aber noch unversehrt. Die vaskulären Infiltrate und gliösen Proliferationen sind verstärkt. Erstere treten besonders deutlich in der weißen Substanz lateral der Ventralhörner hervor.

Bei der Durchsicht von Serienschnitten kann festgestellt werden, daß sich die entzündlichen Prozesse, abgesehen von dem einseitig verstärkten Befall der linken oder rechten Seite, wenig kontinuierlich ausbreiten. Innerhalb eines Nervensegmentes können neben ausgeprägten histopathologischen Veränderungen die benachbarten Schnitte nur spärliche gliös-mesenchymale Infiltrate zeigen. Diese Verhältnisse sind in geringerem Maße auch am 3. und 4. Krankheitstag noch erkennbar.

Im Brustmark bleiben der Charakter und die Lokalisation der Veränderungen bei etwas abnehmender Prozeßintensität erhalten. Im Halsmark sind aber auch hier innerhalb der einzelnen Segmente gradmäßige Unterschiede der entzündlichen Prozesse festzustellen. Die Mehrzahl oder mindestens die Hälfte der motorischen Ganglienzellen bleibt erhalten. Die Clarkesche Säule und die Zellgruppe der Lateralsäule ist meist bis auf geringe Gefäßinfiltrate und mäßige Gliaproliferationen unverändert. Das Gleiche gilt auch für die Dorsalhörner, während die Mittelzellgruppen etwas stärker in Mitleidenschaft gezogen sind und hin und wieder sogar Neuronophagieprozesse aufweisen.

Die entzündlichen Veränderungen des Lendenmarkes zeichnen sich durch eine weitgehende Übereinstimmung mit denen des Halsmarkes aus. Gegenüber diesem erscheint die Prozeßintensität im Bereich des IV. bis VI. Lendennerven manchmal noch verstärkt, so daß häufig Abschnitte mit wenig ungeschädigten Ganglienzellen in den ventralen Zellgruppen aufzufinden sind. Daneben können jedoch wie im Halsmark Schnitte mit fast fehlenden entzündlichen Läsionen bemerkt werden. Die Infiltration der weichen Hirnhaut tritt mehr oder weniger deutlich besonders in der Fissura mediana ventralis hervor, kann aber auch fehlen. In den kaudaleren Segmenten des Kreuzmarkes sind die Veränderungen weniger ausgesprochen. Die Mehrzahl der motorischen Ganglienzellen weist weder degenerative Schäden noch Neuronophagien auf. Die vorhandenen Neuronophagieprozesse haben wie im übrigen Rückenmark in der Regel noch nicht das Stadium des gliösen Restkörperchens erreicht. Gefäßinfiltrate und Gliaproliferationen treten erheblich zurück.

Bei den mit Stamm Jena infizierten und zwischen dem 1. und 3. Krankheitstag untersuchten Tieren kann häufig eine zu den A- und B-Gruppen-Tieren unterschiedliche Lokalisation und z. T. auch abweichende Intensität festgestellt werden: Die in Hals-, Brust- und Lendenmark auftretenden vaskulären und in geringerem Maße auch die gliös-proliferativen Prozesse der grauen Substanz lokalisieren sich auffallenderweise vorwiegend dorsal. Sie bevorzugen sowohl die medialen Ränder der Dorsalhörner in der Eintrittszone der Dorsalwurzeln als auch das Caput und die Dorsalhörner selbst und setzen sich meist auf die weiße Substanz fort, wo sie schnell an Stärke verlieren oder auch mit den infiltrierten Gefäßen der Pia mater in Zusammenhang stehen. Die entzündlichen Infiltrate breiten sich über die Seitensäulen, die Clarkeschen Säulen, die Mittelzellen und um den Zentralkanal aus. Die Ventralhörner erscheinen dagegen bei einer ganzen Anzahl von Tieren — vornehmlich vom 1. Krankheitstag — bedeutend geringgradiger vom Entzündungsprozeß betroffen, insbesondere weil hier die typischen Erkrankungen der großen motorischen Ganglienzellen spärlich sind oder auch fehlen. Dabei ist sowieso mehr als ein Drittel der untersuchten Tiere nicht mit eingerechnet (von 30 Tieren 11), bei denen sich die entzündlichen Rückenmarksveränderungen auf wenig ausgeprägte Gefäßinfiltrate in der grauen Substanz beschränkten. Tiere mit stärkeren entzündlichen Läsionen der Ventralhörner (2. und 3. Krankheitstag) lassen diese typische dorsale Lokalisation der Gefäß- und Gliainfiltrate ebenfalls erkennen. Dieses tritt besonders bei den am 3. Krankheitstag untersuchten Tieren in Erscheinung, die in fast allen Rückenmarkssegmenten über Dorsal- und Ventralhörner verteilte schwere bis schwerste entzündliche Veränderungen aufweisen. Selbstverständlich bleiben dabei die schweren Ganglienzellerkrankungen vorwiegend auf die Ventralhörner beschränkt. Bei einem Tier konnten wir abschnittsweise im Bereich der Hals- und Lendenmarkanschwellung eine diffuse Auswanderung überwiegend hämatogener, z. T. aber auch gliöser Zellelemente in die weiße Substanz feststellen, ausgehend von dem stark entzündlich veränderten Caput der Dorsalhörner und ventral von den schwer erkrankten ventrolateralen und zentralen Zellgruppen.

Auch bei den Tieren der Gruppe C erscheint die Pia mater stets ungleichmäßig mehr oder minder stark infiltriert, während die weiße Substanz von zahlreichen

kleineren oder größeren vaskulären Infiltraten durchsetzt wird. Ebenso ist häufig eine asymmetrische Ausbildung der entzündlichen Prozesse zu beobachten. Auch bei systematischer Untersuchung läßt sich wie in der A- und B-Gruppe insgesamt keine Bevorzugung einzelner Zellgruppen erkennen.
Wie schon oben angegeben, kann bei den meisten C-Gruppen-Tieren vom 1. Krankheitstag nur eine geringe Prozeßintensität festgestellt werden. Erst am 2. und 3. Krankheitstag finden sich mehr oder minder starke entzündliche Veränderungen mit ausgedehnter Zerstörung von Ganglienzellen und gliös-mesenchymalen Prozessen, welche sich über die gesamte graue Substanz ausbreiten können. Eine von kranial nach kaudal abnehmende Prozeßintensität ist in der Regel zu beobachten.
Vom 3. bis 4. Krankheitstag (Gruppe A und B) nahmen die entzündlichen Prozesse in allen untersuchten Fällen an Intensität stark zu. Wie bei den Tieren des 1. und 2. Krankheitstages erkrankten die Segmente der Halsmark- und insbesondere der Lendenmarkanschwellung am schwersten. Die überwiegende Anzahl der großen motorischen Ganglienzellen der Ventralhörner ist hier infolge Neuronophagie verschwunden oder weist schwere degenerative Schäden auf. Während die mittelgroßen motorischen Ganglienzellen einen verhältnismäßig unversehrten Eindruck erwecken. Einzelne oder mehrere intakte große motorische Ganglienzellen lassen sich aber meist noch finden, selbst wenn einzelne Zellgruppen 8 bis 10 gliöse Restknötchen enthalten. Neuronophagieprozesse können ausnahmsweise auch im Bereich der Mittelzellen und der Seitensäule festgestellt werden. Neben gliösen Restknötchen sind häufig auch eben beginnende Neuronophagien oder alle Übergänge zwischen beiden zu sehen. Daneben treten ausgedehnte Gliaproliferationen — z. T. vermischt mit mesodermalen Zellelementen — in den Vordergrund und überwuchern teils diffus, teils herdförmig ganze Zellareale. Sie beschränken sich nicht nur auf die Ventralhörner, sondern sind häufiger auch im Bereich der Mittelzellen und der Lateralsäule sowie seltener in den Dorsalhörnern anzutreffen. Die neugebildeten Gliazellen lassen in mehr oder weniger starkem Umfang degenerative Kernveränderungen in Form von Kernwandhyperchromatose und Karyorrhexis erkennen, die viel deutlicher als in den übrigen Abschnitten des ZNS hervortreten. Die Gefäßinfiltrate erreichen ebenfalls recht erhebliche Ausmaße in der grauen, z. T. auch in der weißen Substanz, wo sie, ausgehend vom Rückenmarksgrau, die lateralen und ventralen Bezirke des Rückenmarkquerschnittes bevorzugen. Die Infiltratzellen bestehen vornehmlich aus lymphozytären Elementen, denen sich einzelne eosinophile Leukozyten zugesellen. Bei der Mehrzahl der untersuchten Tiere sind mehr oder weniger deutlich die für das chronische Krankheitsstadium bereits beschriebenen Wucherungen der Endothelien und Adventitialzellen der Gefäße zu erkennen. Die Pia mater erscheint in Hals- und Lendenmark lateral und in der Fissura mediana ventralis, jedoch seltener in der Fissura mediana dorsalis, stärker infiltriert.
Weniger ausgesprochen sind die parenchymalen Veränderungen dagegen in den ersten Hals- und Lenden- sowie in den Brustmarksegmenten. Auch im Kreuz-

mark, welches sich durch vorherrschend infiltrativ-gliöse Veränderungen auszeichnet, bleibt ein Teil der großen motorischen Ganglienzellen in der Regel verschont.

Die zwischen dem 5. bis 11. Krankheitstag untersuchten Tiere (Gruppe A) ließen durch Ganglienzellschwund, diffuse Gliaproliferationen und Wucherungsprozesse der Gefäßendothelien gekennzeichnete Veränderungen erkennen. Schon in den oberen Halsmarksegmenten erscheint die Zahl der großen motorischen Ganglienzellen auffallend verringert. Die Ventralhörner werden von meist locker angeordneten diffusen Gliazellproliferationen und vaskulären Infiltraten durchsetzt. Am 10. und 11. Krankheitstag treten die Gefäßveränderungen gegenüber den Gliainfiltrationen mehr in den Vordergrund. Hin und wieder sind kleinere — am 10. und 11. Krankheitstag auch größere — Gruppen mittlerer und großer Ganglienzellen unverändert anzutreffen. Ganglienzellen mit degenerativen Schäden und frische Neuronophagieprozesse neben gliösen Restkörperchen sind noch vom 5. bis 7. Krankheitstag nachzuweisen, während sie am 10. bis 11. Krankheitstag in der Regel nicht mehr erkennbar sind. Einzelne gliöse Restknötchen können sich (bei diesen Tieren) jedoch im Bereich der Hals- oder Lendenmarkanschwellung finden. Die Dorsalhörner, die mittlere Zone und die Seitensäulen weisen Gefäßinfiltrate von geringerem Ausmaß auf, die segmentweise auch in diesem oder jenem Areal fehlen. Die Pia mater läßt bei den einzelnen Tieren sehr unregelmäßige, meist nach kaudal zu abnehmende Infiltrationen erkennen.

Im Bereich der Halsmarkanschwellung sind meist zahlreiche vaskuläre Infiltrate und strangartig hervortretende Kapillaren in der grauen und vermindert auch in der weißen Substanz zu beobachten. In den Ventralhörnern begegnet man am 5. bis 7. Krankheitstag gliösen Restkörperchen in allen Zellgruppen, vorzugsweise aber lateral und zentral, vergesellschaftet mit mehr oder weniger dichten diffusen Gliawucherungen, welche sich bis in den Bereich der Mittelzellen und der Seitensäule erstrecken. Die Dorsalhörner bleiben dagegen bis auf vaskuläre Infiltrate und einzelne herdförmige Gliazellansammlungen weitgehend verschont. Bei den später getöteten Tieren (10. und 11. Krankheitstag) erscheint die Gliazellwucherung wie im oberen Halsmark weniger ausgeprägt, und die Zahl der erhaltenen großen und mittelgroßen motorischen Ganglienzellen ist auch hier segmentweise sehr unterschiedlich. Diese für den 5. bis 7. und den 10. bis 11. Krankheitstag geschilderten Verhältnisse treffen in gleicher Weise für die Segmente der Lendenmarkanschwellung zu, die in der Mehrzahl der Fälle sogar eine ausgeprägtere Prozeßintensität erkennen lassen. Die entzündlichen Veränderungen des Brustmarkes und der ersten Lendenmarksegmente zeichnen sich bei gleichbleibender Struktur wie im oberen Halsmark durch eine mehr oder weniger deutliche Verminderung der Intensität aus.

86 und 136 Tage nach Krankheitsbeginn (Gruppe C) begegnen wir im Hals- und Lendenmark mehrfach größeren und kleineren rundzelligen Gefäßinfiltraten, welche sich vornehmlich ventral in der grauen Substanz lokalisieren. Von hier setzen sie sich nur ausnahmsweise auf die weiße Substanz fort. In einzelnen Abschnitten zwischen dem IV. bis VII. Halsnerven und in etwas stärkerem Aus-

maß zwischen dem V. bis VII. Lendennerven ist ein auffälliger Schwund großer motorischer Ganglienzellen zu verzeichnen. Dieser kann sich bis auf den totalen Ausfall sämtlicher großer motorischer Elemente in einzelnen oder mehreren Zellgruppen einer oder beider Seiten erstrecken. Segmentweise werden dabei z. B. alle ventralen oder nur die medioventralen Gruppen bevorzugt. Außerdem treten besonders im Lumbalmark ventral kleinere Ansammlungen von Mikrogliazellen in Erscheinung, die möglicherweise Anteile ehemaliger gliöser Restknötchen darstellen. Die für das chronische Krankheitsstadium beschriebenen Gefäßveränderungen waren in einem Fall wenig (Tier Nr. 142), in dem anderen aber deutlich erkennbar. Im Brustmark ließ sich ein Ausfall großer motorischer Ganglienzellen in geringfügigerem Maße beobachten. Gefäßinfiltrate wurden hier vermißt.
Nur bei 2 Tieren mit stummer Infektion konnten wir geringgradigere Reste perivaskulärer Infiltrate in der grauen und weißen Substanz feststellen. Die kapillären Gefäße treten z. T. als zellreiche Stränge hervor. Ganglienzellschäden oder gliöse Proliferationen sind nicht zu beobachten.

2. Bei intracerebraler Infektion

a) *Im präparalytischen Infektionsstadium*

6 Tage nach i.c. Infektion sind im Rückenmark die ersten entzündlichen Veränderungen in Form wenig ausgeprägter vaskulärer Infiltrate nachzuweisen, die sich ohne besondere Lokalisation über die graue und z. T. über die weiße Substanz ausbreiten. Eine Vermehrung von Mikrogliaelementen ist ebensowenig wie eine Infiltration der Pia mater festzustellen. Ganglienzellschäden werden vermißt. Diese Verhältnisse bleiben auch am 8. Tag p.i. unverändert.

b) *Im paralytischen Infektionsstadium*

Mit dem Einsetzen von Krankheitserscheinungen entwickeln sich entzündliche Prozesse, die hinsichtlich ihrer Struktur keine Besonderheiten im Gegensatz zur i.n. Infektion aufweisen, aber eine überaus wechselnde Intensität erkennen lassen. Die für die C-Gruppen-Tiere geschilderte typisch dorsale Lokalisation der vaskulären Infiltrate war bei einem Teil der C-Gruppen-Tiere auch hier zu beobachten. Wenig ausgedehnte gliös-mesenchymale Infiltrate und spärliche oder fehlende Ganglienzellschäden sind kennzeichnend für die Mehrzahl der C- und B-Gruppen-Tiere, bei denen schwere meningitisch-enzephalitische Krankheitssymptome eine frühzeitige Tötung veranlaßten. Andererseits konnte aber auch bei diesen Tieren eine mittelgradig bis ausgesprochen schwere Prozeßintensität beobachtet werden. Dabei handelt es sich meist um Tiere, die zu einem etwas späteren Zeitpunkt zur Tötung gelangten. In der A-Gruppe herrschen mittelgradig bis starke entzündliche Veränderungen vor, wobei jedoch auch Fälle mit minimalen histopathologischen Läsionen nicht ausgeschlossen sind.

3. **Bei Kontaktinfektionen** (Abb. 91, 92)

Die überwiegende Anzahl der nach Kontaktinfektion untersuchten Tiere zeigte im Rückenmark weniger starke entzündliche Veränderungen, bei denen die für die Poliomyelitis charakteristischen Schäden der motorischen Ganglienzellen in den Ventralhörnern keine besonderen Ausmaße erreichen. Außerdem konnte eine typische Prozeßlokalisation beobachtet werden.

In den Segmenten des I. und II. Halsnerven (Tier Nr. 200) weist einseitig die überwiegende Mehrzahl der großen Ventralhornzellen schon fortgeschrittenere Neuronophagieprozesse auf. Außerdem erscheinen auch die mittelgroßen Ganglienzellen des Zentralkernes in der mittleren Zone z. T. dezimiert. Auf der anderen Seite ist die Tigroidstruktur der meisten Ventralhornzellen noch gut erhalten, und nur vereinzelt sind Neuronophagien festzustellen. Die wenig zahlreichen, aber mit breiten Infiltratsäumen versehenen vaskulären Infiltrate sind über die graue und sehr geringfügig über die weiße Substanz verteilt. Die Gefäße zeigen eine deutliche Hyperämie und Schwellung ihrer Endothelien. Unter den Infiltratzellen sind außer lymphozytären und histiozytären Elementen regelmäßig einzelne eosinophile Leukozyten anzutreffen. Besonders in den Dorsalhörnern sind abschnittsweise stärkere Gefäßinfiltrate lokalisiert neben herdförmigen Gliazellansammlungen, die in den übrigen Bezirken der grauen Substanz keine nennenswerten Ausmaße erlangen. In der Fissura mediana ventralis ist die Pia mater leicht infiltriert. Im III. und IV. Halsnervensegment sind nur schwächere Gefäßinfiltrate vorwiegend in der dorsalen grauen Substanz zu beobachten, während erst im V. Halsnervenbereich einzelne Neuronophagieprozesse in den dorsal gelegenen Zellgruppen der Ventralhörner in Erscheinung treten. Eine Anzahl durch Neuronophagie zerstörte Ganglienzellen lassen sich in den drosal und ventral gelegenen Ventralhorngruppen im VI. bis VIII. Halsnervensegment nachweisen. Die Mehrzahl der großen und mittelgroßen Ganglienzellen erscheint jedoch unversehrt.

Die wenig ausgedehnten vaskulär-gliösen Infiltrationen behalten ihre vorwiegend dorsale Lokalisation auch weiterhin im Brust- und im oberen Lendenmark bei, in denen Ganglienzellschäden wiederum fast völlig fehlen. Im Bereich der Lendenmarkanschwellung finden wir entzündliche Prozesse, die mit den Verhältnissen im VI. bis VIII. Halsnervensegment im wesentlichen übereinstimmen und in gleicher Weise eine Halbseitenbetonung aufweisen. Gegen das Kreuzmark verlieren die entzündlichen Veränderungen an Intensität.

Bei 11 von 15 Kontakttieren (1 Tier zeigte keinerlei entzündliche Veränderungen des Rückenmarkes) konnte weitgehend übereinstimmend mit den bei Tier Nr. 200 geschilderten Veränderungen beobachtet werden, daß sich die Gefäßinfiltrate der grauen Substanz vorzugsweise dorsal lokalisieren und von hier auf die weiße Substanz übertreten. Betroffen sind z. T. die lateralen, vor allem aber die medialen Ränder der Dorsalhörner im Bereich der Eintrittsstellen der dorsalen Wurzelbündel und die Substantia gelatinosa Rolandi sowie die Dorsalsäule selbst. Erst in zweiter Linie breiten sich die vaskulären Prozesse über das Gebiet der

Seitensäulen, der Mittelzellen, um den Zentralkanal und mit meist abnehmender Intensität über die Ventralsäulen aus. In den genannten dorsalen Abschnitten treten ein- oder beiderseitig außerdem mehr oder minder ausgedehnte gemischtzellige Infiltrationsherde oder diffuse Gliazellproliferationen in Erscheinung. Neuronophagieprozesse finden sich ab und zu auch im Gebiet der Mittelzellen und ausnahmsweise in den Seitensäulen. Die Ventralhörner bleiben verhältnismäßig verschont. Nur bei einigen Tieren kamen wie bei Tier Nr. 200 im Bereich des oberen Halsmarkes und der Hals- und Lendenmarkanschwellung einzelne oder mehrere neuronophagierte motorische Ganglienzellen vor. Dabei sind die dorsal und meist auch die ventral gelegenen Zellgruppen betroffen. Die benachbarten Ganglienzellen machen jedoch fast immer, ebenso wie die Ganglienzellen in den übrigen Gruppen, einen weitgehend unversehrten Eindruck. Eine Bevorzugung medialer oder lateraler Gruppen ist nicht nachweisbar, außer bei dem frühzeitig getöteten Tier Nr. 198, bei dem sich eine ausgesprochene Bevorzugung der medialen Zellgruppen im Bereich des Halsmarkes fand. In der weißen Substanz sind meist wenig ausgeprägte vaskuläre Infiltrate anzutreffen, die sich wiederum vorzugsweise dorsal lokalisieren. Die Pia mater erscheint nur ausnahmsweise etwas stärker infiltriert. Bei allen Kontakttieren findet sich ausgehend vom Halsmark eine abnehmende Prozeßintensität gegen das Lenden- und Kreuzmark. Diese Verhältnisse lassen eine gute Übereinstimmung zu den i.n. infizierten Tieren des 1. und 2. Krankheitstages der Gruppe C erkennen.

4. **Bei oraler Infektion** (Abb. 93, 94)

Die nach oraler Infektion erkrankten Tiere lassen insgesamt eine sehr geringe Prozeßintensität erkennen. Art und Lokalisation der entzündlichen Veränderungen zeigen keine nennenswerten Unterschiede zu den durch Kontakt infizierten Tieren. Selbst bei dem am 3. Krankheitstag untersuchten Tier Nr. 1053, welches eine auffällig starke Gefäßhyperämie aufwies, waren weder ausgedehnte gliös-mesenchymale Infiltrate noch schwere Ganglienzellschäden zu bemerken. Nur in einem Fall konnten etwas ausgeprägtere entzündliche Prozesse beobachtet werden.

5. **Bei intramuskulärer Infektion** (Abb. 95, 96, 102, 103)

Die intralingual infizierten Tiere lassen mehr oder weniger ausgeprägte entzündliche Veränderungen des Halsmarkes erkennen, während die Segmente des Brust- und Lendenmarkes bis auf Gefäßinfiltrate und seltenere Gliazellherde weitgehend verschont bleiben. Im Halsmark war bei einem Tier eine Halbseitenbetonung der entzündlichen Prozesse in einzelnen Segmenten unverkennbar: Auf der einen Seite waren fast alle großen motorischen Ganglienzellen der verschiedenen Gruppen infolge Neuronophagie verschwunden. Die andere Seite ließ nur einzelne erkrankte Ganglienzellen in den medialen und lateralen Zellgruppen erkennen. Daneben fanden sich gliös-mesenchymale Infiltrate, welche abschnittsweise bis in den Bereich der Dorsalhörner vordrangen. Die Pia mater erschien spärlich infiltriert (Abb. 102, 103).

Die in die Oberschenkelmuskulatur infizierten Tiere lassen dagegen maximale entzündliche Läsionen im Lenden- und Kreuzmark erkennen, die sich mit abnehmender Intensität bis in das Halsmark fortsetzen. Im Lumbal- und Sakralmark herrschen ventral dichte diffuse Gliaproliferationen neben zahlreichen vaskulären Infiltraten vor, so daß wenig häufig noch intakte große oder mittelgroße motorische Elemente gefunden werden. Die großen motorischen Ganglienzellen zeigen vakuoläre Degenerationen oder Homogenisation mit anschließenden Neuronophagieprozessen. Diese lassen zwischen dem IV. bis VI. Lendennerven, abweichend von den bisher geschilderten Verhältnissen, eine mehr oder minder starke Beteiligung polymorphkerniger Leukozyten (Oxydasereaktion positiv) erkennen, so daß gliös-leukozytäre und überwiegend leukozytäre neben rein gliösen Neuronophagien zu finden sind (Abb. 100, 101). Bei 2 Tieren waren abschnittsweise in den Ventralhörnern einseitig starke Wucherungsprozesse der kapillären Gefäße und überwiegend Ganglienzellen mit vakuolärer Degeneration (Abb. 98, 99) festzustellen, während auf der anderen Seite gliös-leukozytäre Neuronophagien und Gliaproliferationen vorherrschen. Polymorphkernige Leukozyten sind außerdem frei im Gewebe und z. T. vermischt mit den stark proliferierenden Gliazellen und in geringerem Maße unter den Gefäßinfiltratzellen anzutreffen. Es soll später (s. S. 84) noch näher auf diese Verhältnisse eingegangen werden. Auch die Mittelzellgruppen, Seitensäulen und Dorsalhörner sind regelmäßig von ausgedehnten Gliazellwucherungen und Gefäßinfiltraten durchsetzt, die sich z. T. auf die weiße Substanz ausdehnen. Nur das Areal der Clarkeschen Säulen bleibt segmentweise ein- oder beiderseitig auffällig verschont. Die weiche Hirnhaut weist eine unregelmäßig starke, nach kranial abnehmende Infiltration auf. Die Gefäßinfiltrate der weißen Substanz erscheinen ebenfalls verstärkt. Gegensätzlich zu diesen bereits fortgeschrittenen entzündlichen Prozessen sind in den thorakalen und zervikalen Segmenten mehr oder weniger zahlreiche intakte große und mittelgroße Ganglienzellen festzustellen. Außerdem finden sich Ganglienzellen mit Anzeichen degenerativer Schäden mit und ohne Aktivierung gliöser Elemente, während ausgesprochen gliöse Restknötchen noch fehlen. Die weniger massiven gliös-mesenchymalen Infiltrate ziehen Seitenhörner und dorsale Abschnitte kaum in Mitleidenschaft. Die für die Gruppe C (i.n. und Kontaktinfektion) geschilderte typische dorsale Prozeßlokalisation gegenüber weniger intensiven Veränderungen der Ventralhörner ist bei keinem der i.m. infizierten Tiere eindeutig erkennbar. Ausnahmsweise konnten bei einem in die Oberschenkelmuskulatur infizierten Tier (Nr. 229) nur spärliche entzündliche Läsionen im Lumbal- und Sakralmark beobachtet werden, die erst im Halsmark etwas an Intensität zunahmen.

6. **Bei intravenöser Infektion** (Abb. 104, 105)

Beide i.v. infizierten Tiere aus der Gruppe B ließen in der grauen Substanz des oberen Halsmarkes verteilte Gefäßinfiltrate sowie eine leichte Meningitis erkennen. Dabei sind unter den lymphozytären Gefäßinfiltratzellen eosinophile

Leukozyten in reichlicher Menge zu finden. In der weißen Substanz erreichen die vaskulären Infiltrate nur spärliche Ausmaße. Erst in Höhe der Halsmarkanschwellung entwickeln sich abschnittsweise ziemlich ausgedehnte degenerative Schäden und zahlreiche beginnende Neuronophagien der großen Ventralhornzellen, wobei einseitig betont besonders die ventrolateralen und zentralen Kerngruppen betroffen sind. Aber auch die medialen Gruppen zeigen einzelne Gliaherde und Neuronophagien. Ein großer Teil der Ganglienzellen erscheint jedoch unversehrt. Ebenso erreichen die vaskulär-gliösen Infiltrationen nur in Segmenten mit ausgesprochenen Ganglienzelläsionen etwas stärkere Ausmaße. Die kapillären Gefäße treten infolge Schwellung und z. T. auch Proliferation der Endothelien sehr deutlich hervor. An den größeren Gefäßen können hin und wieder ebenfalls geschwollene Endothelzellen beobachtet werden. Im Brustmark sind durch Ganglienzellschäden, Gefäßinfiltrate und Gliazellvermehrungen gekennzeichnete entzündliche Veränderungen zu sehen, die im Lumbalmark eine erhebliche Intensität erreichen. In beiden Fällen ist innerhalb einzelner Lendenmarksegmente eine ausgesprochene Halbseitenbetonung des entzündlichen Prozesses festzustellen: Die Mehrzahl der großen Ventralhornzellen erscheint durch beginnende oder bereits fortgeschrittene Neuronophagien zerstört, und einzelne Ganglienzellen weisen das Bild der „schweren Zellerkrankung“ NISSLs auf, während die andere Seite überwiegend intakte Ganglienzellen zeigen kann. Die mittelgroßen motorischen Ganglienzellen bleiben in den entzündlich veränderten Arealen wie üblich verhältnismäßig verschont. Locker diffuse Gliazellproliferationen erstrecken sich mit Ausnahme der Dorsalhörner über die gesamte graue Substanz. Im Vergleich zur Schwere des parenchymatösen Prozesses sind die Gefäßinfiltrate in den Dorsalhörnern und der weißen Substanz nur wenig ausgeprägt. Die weiche Hirnhaut ist unregelmäßig und abschnittsweise in der Fissura mediana ventralis infiltriert.

Gegensätzlich zu den geschilderten Verhältnissen lassen die 3 Tiere aus der Gruppe C minimale entzündliche Veränderungen erkennen, die sich vorwiegend auf eine kapillare Hyperämie und spärliche vaskuläre Infiltrate beschränken. Nur bei einem Tier fanden sich im Bereich des Halsmarkes mehrfach degenerierte und einzelne neuronophagierte Ganglienzellen neben gliös-mesenchymalen Infiltraten von geringerem Ausmaß.

ZUSAMMENFASSUNG

Im Rückenmark können 6 Tage nach i.n. Infektion erstmalig Virus und entzündliche Veränderungen nachgewiesen werden. Diese bestehen aus vornehmlich über die Ventralhörner verstreuten vaskulären Infiltraten, denen sich bei einem Tier (A-Gruppe) einseitig herdförmige Gliazellansammlungen in der mittleren Zone und der dorsomedialen Zellgruppe der Ventralhörner hinzugesellen. Dabei kommt es bereits zu Ganglienzell Läsionen, wobei jedoch nicht mit Sicherheit über das Vorliegen primärer oder sekundärer Schäden entschieden werden kann. Eindeutige Neuronophagieprozesse, die sich im ventrolateralen Zellgruppenareal des

V. bis VII. Halsnervensegmentes lokalisieren, sind erst am 8. und 10. Tag p.i. (Gruppe A) neben zunehmenden Gefäßinfiltraten festzustellen. 13 Tage p.i. lassen sich auch auf die weiße Substanz übertretende verstärkte vaskuläre Infiltrate beobachten sowie vornehmlich in den dorsomedialen Ventralhorngruppen und im Bereich der Mittelzellen lokalisierte Neuronophagien. Im Lendenmark können dagegen nur schwache Gefäßinfiltrate nachgewiesen werden. Die Pia mater zeigt erst gegen Ende des präparalytischen Infektionsstadiums eben beginnende Infiltrationen.

Mit dem Einsetzen von Krankheitserscheinungen breiten sich die entzündlichen Veränderungen mit zunehmender Intensität rasch über das Rückenmark aus, erreichen in der Regel aber erst vom 3. bis 4. Krankheitstag maximale Werte. Betroffen ist vor allem die graue Substanz. Dabei treten die Erkrankungen der großen motorischen Ganglienzellen in den Vordergrund neben ausgeprägten Gefäßinfiltraten und Gliaproliferationen. Aber auch mittelgroße motorische Ganglienzellen und Ganglienzellen aus dem Bereich der mittleren Zone, der Seitenhörner, der Clarkeschen Säulen und der Dorsalhörner erleiden primäre oder sekundäre Schäden. In den Ventralhörnern läßt sich bei Berücksichtigung eines umfangreichen Untersuchungsmaterials und der normalanatomischen Zellverhältnisse keine Bevorzugung einzelner Zellgruppen der motorischen Anteile nachweisen, wenn auch in vielen Fällen besonders die ventrolateralen Zellareale erkrankt sind. Zwischen dem 5. bis 11. Krankheitstag sind schwere entzündliche Veränderungen in Form von ausgedehnten Ganglienzellschäden, starken vaskulären Infiltraten und Wucherungsprozessen der Gefäßendothelien sowie diffusen Gliaproliferationen zu verzeichnen. Bei den nach überstandener Krankheit untersuchten Tieren können rundzellige Gefäßinfiltrate und ein auffälliger Schwund großer motorischer Ganglienzellen nachgewiesen werden. Die Tiere mit stummer Infektion weisen dagegen nur geringgradige vaskuläre Prozesse auf. In der Gruppe C erscheint die Intensität der entzündlichen Veränderungen insbesondere bei den Tieren des 1. und 2. Krankheitstages durch weitgehendes Fehlen der charakteristischen Schäden der motorischen Ganglienzellen noch wenig ausgeprägt. Ferner ist eine auffällig dorsale Lokalisation der vaskulären und z. T. auch der gliösen Infiltrate festzustellen.

Hiermit übereinstimmende Verhältnisse können weiterhin bei den durch Kontakt und bei den nach oraler Infektion erkrankten Tieren beobachtet werden. Die i.c. infizierten Tiere weisen keine Besonderheiten im Vergleich zur i.n. Infektion auf. Bei frühzeitig getöteten Tieren — besonders aus den Gruppen B und C — können entzündliche Veränderungen im Rückenmark fehlen. Von den nach i.m. Infektion untersuchten Tieren zeigen die in die Zunge infizierten Tiere vornehmlich im Halsmark lokalisierte entzündliche Prozesse. Bei Infektion in die Oberschenkelmuskulatur sind schwerste entzündliche Veränderungen, die ausnahmsweise auch fehlen können, vorzugsweise im Lenden- und Kreuzmark mit abschnittsweiser Beteiligung polymorphkerniger Leukozyten zu finden, was überraschenderweise auch für die i.v. infizierten Tiere aus der Gruppe B zutrifft im Gegensatz zu den gleichartig infizierten Tieren aus der Gruppe C.

GANGLION GASSERI

1. Bei intranasaler Infektion

a) Im präparalytischen Infektionsstadium

Im Ganglion Gasseri kann 24 Stunden p.i. (Gruppe C) eine geringgradige Anzahl von Lymphozyten nachgewiesen werden. Ganglienzellschäden sind nicht erkennbar. Da wir ähnliche Befunde auch bei früher oder später getöteten Tieren ohne entzündliche Veränderungen des ZNS erheben konnten und außerdem keine Prüfung des Virusgehaltes durchführten, möchten wir diese zellulären Infiltrationen zurückhaltend bewerten. 48 bis 72 Stunden p.i. (Gruppe C) erfahren in allen Fällen, in denen sich der Bulbus olfactorius als virushaltig erweist (Virusgehalt des Ganglion Gasseri nicht geprüft), die interstitiellen Infiltrate eine geringe, nur stellenweise stärker ausgeprägte Zunahme. Einschränkend muß dazu gesagt werden, daß sich diese Fälle hin und wieder schwer abgrenzen lassen von zu demselben Zeitpunkt getöteten Tieren mit offensichtlich negativem histopathologischem Befund des ZNS bzw. des Bulbus olfactorius. Die 3 Tage p.i. untersuchten Tiere der Gruppe A, bei denen der Virustest ein positives Ergebnis lieferte, ließen ebenfalls von den Verhältnissen der Gruppe C (48 bis 72 Stunden p.i.) nicht zu unterscheidende interstitielle Infiltrate erkennen. Das gleiche gilt aber auch für die Tiere vom 4. Tag p.i. (Gruppe B) mit negativem Virusnachweis. Erst vom 6. bis 13. Tag p.i. nehmen die Zellinfiltrationen, besonders in den Gruppen B und C, an Intensität zu. Nur ausnahmsweise waren bei den Tieren der Gruppen A und B und etwas häufiger in der Gruppe C (vom 8. Tag p.i.) einzelne geschädigte Ganglienzellen anzutreffen, die von ihren Mantelzellen überwuchert werden. Dabei kommt es, abhängig von der Intensität der entzündlichen Reaktion, zu einer mehr oder weniger dichten Vermischung und Anhäufung der örtlich gewucherten Kapselzellen mit den lymphozytären Infiltratzellen. Die Mehrzahl der Ganglienzellen bleibt aber selbst bei ausgedehnten Rundzellinfiltraten, wie sie in späteren Stadien des Infektionsablaufes zu finden sind, auffällig unversehrt. Im Gegensatz zu den Gefäßinfiltraten im Bulbus olfactorius werden unter den Infiltratzellen eosinophile Leukozyten bis auf seltene Ausnahmen im späteren präparalytischen Stadium (8. Tag p.i. Gruppe C und 10. Tag p.i. Gruppe B) vermißt.

b) Im paralytischen Infektionsstadium

Mit dem Auftreten von Krankheitssymptomen nehmen die interstitiellen Infiltrate in allen Gruppen rasch an Ausdehnung und Intensität zu. Daneben zeigen insbesondere die kapillaren Gefäße eine deutliche Hyperämie. Eosinophile Leukozyten sind jetzt etwas häufiger anzutreffen. Wie im präparalytischen Infektionsstadium bleibt die überwiegende Anzahl der Ganglienzellen selbst bei im moribunden Zustand getöteten Tieren mit massiven zellulären Infiltrationen intakt. Einzelne oder mehrere Ganglienzellen werden, wie schon geschildert, von ihren Kapselzellen durchwuchert, denen sich lymphozytäre Elemente in reichlicher Menge zugesellen. Die benachbarten Ganglienzellen, die keiner Zerstörung unterliegen, wirken in der Regel völlig unbeteiligt. Die diesen Prozessen vorausgehenden Ganglienzellerkrankungen sind selten deutlich erkennbar: Die Zellen wirken aufgebläht, und das hellfarbene Zytoplasma erscheint fein bestäubt. Es nimmt im weiteren Verlauf eine wabig-schaumige Beschaffenheit an unter Auflösung der Zellkontur. Der Kern fällt dagegen durch seine dunkle Farbe und den Verlust der Kernmembran auf, dem später eine homogene Auflösung und Wucherung des Hüllplasmodiums folgt (Abb. 106, 107).

Bei den zwischen dem 5. bis 11. Krankheitstag untersuchten Tieren finden sich im Interstitium ebenfalls ausgesprochen starke rundzellige Infiltrationen und an Stelle zerstörter Ganglienzellen zellige Hyperplasien der Mantelzellen in enger Mischung mit lymphozytären Elementen. Die Mehrzahl der Ganglienzellen erscheint aber auch hier unversehrt. Eosinophile Leukozyten sind bei einzelnen Tieren in reichlichem Maße unter den Infiltratzellen anzutreffen, während sie bei anderen fehlen. Ausnahmsweise können in 4 Fällen mehr oder weniger ausgedehnte fleckförmige Lymphozytenansammlungen in den aus- und eintretenden Nervenfaserbündeln des Ganglions festgestellt werden. Lange nach Überstehen der akuten Krankheitssymptome begegnet man stellenweise etwas häufiger Lymphozyten und Plasmazellen im interstitiellen Gewebe sowie einzelnen zytoplasmaarmen Zellwucherungen, die sich als gliöse Restknötchen gegen ihre Umgebung abgrenzen lassen. Selten können im Innern dieser Residualknötchen noch Reste der aufgelösten Ganglienzelle differenziert werden.

Die stumm infizierten Tiere lassen wenig ausgeprägte interstitielle Infiltrationen erkennen, die sich mit den Verhältnissen des frühesten präparalytischen Stadiums nach i.n. Infektion vergleichen lassen.

2. Bei intracerebraler Infektion

Im präparalytischen und paralytischen Infektionsstadium

Nach i.c. Infektion ist in gleicher Weise wie bei den i.n. infizierten Tieren 3 Tage p.i. eine leichte rundzellige Infiltration des Interstitiums festzustellen, die erst am 8. Tag p.i. etwas stärkere Ausmaße erreicht. Zu diesem Zeitpunkt können erstmalig einzelne von ihren Mantelzellen und lymphozytären Blutbestandteilen durchsetzte Ganglienzellen beobachtet werden. Diese Verhältnisse weisen ebenso wie das paralytische Infektionsstadium keinerlei Besonderheiten im Gegensatz zur i.n. Infektion auf.

3. Bei Kontaktinfektion

Von den Kontakttieren konnte nur in wenigen Fällen das Ganglion Gasseri mit in die Untersuchung einbezogen werden. Diese zeichnen sich ohne Abweichung von den i.n. infizierten Tieren durch eine mittelgradige interstitielle Infiltration und mehrere dicht überwucherte Ganglienzellen aus. Eosinophile Leukozyten können auch hier in geringer Zahl nachgewiesen werden.

4. Bei oraler Infektion

Die oral infizierten Tiere lassen eine starke Intensität der entzündlichen Veränderungen ohne Auffälligkeiten gegenüber der i.n. Infektion erkennen. Bemerkenswert erscheint uns jedoch, daß mehr oder weniger deutliche lymphozytäre Infiltrationen auch bei einzelnen Tieren beobachtet werden können, welche sonst keinerlei Anzeichen einer entzündlichen Reaktion des ZNS erkennen lassen.

5. Bei intramuskulärer Infektion

Die i.m. Infektion hat bei allen in die Zunge infizierten Tieren mittelgradig bis starke entzündliche Prozesse mit Zerstörung einzelner oder mehrerer Ganglienzellen zur Folge, während bei den in die Oberschenkelmuskulatur infizierten Tieren nur geringgradige interstitielle Infiltrationen ohne Ganglienzellschäden anzutreffen sind.

6. Bei intravenöser Infektion

Kennzeichnend für die i.v. Infektion sind mäßige interstitielle Infiltrationen, bei denen Ganglienzellveränderungen wenig in Erscheinung treten.

SPINALGANGLIEN

Die Spinalganglien zeichnen sich durch eine starke Teilnahme am entzündlichen Prozeß aus. Gegenüber den geschilderten Verhältnissen im Ganglion Gasseri sind keine Besonderheiten zu verzeichnen. Der erste Virusnachweis konnte 8 Tage nach i.n. Infektion gleichzeitig mit dem Auftreten entzündlicher Prozesse erbracht werden. In einzelnen Fällen mit sonst negativem histopathologischem Befund des ZNS lassen sich hier ebenfalls schon vor diesem Zeitpunkt — und weiterhin auch später — Lymphozyten und mononukleäre Zellen im Interstitium nachweisen. Erst mit Beginn des paralytischen Infektionsstadiums gewinnen die interstitiellen Infiltrate entsprechend der Ausdehnung der entzündlichen Veränderungen im Rückenmark rasch an Intensität. Dabei bleiben die Ganglienzellen verhältnismäßig verschont. Vom 2. und 3. Krankheitstag an finden sich bei starker bis maximaler Lymphozytenansammlung von Infiltrat- und Kapselzellen überwucherte Ganglienzellen, die hin und wieder neuronophagieähnliche Prozesse erkennen lassen. Die diesen Zellzerstörungen vorausgehenden degenerativen Schäden sind nur ausnahmsweise zu beobachten.

Die Spinalganglienveränderungen weisen im allgemeinen eine gleichmäßig ausgeprägte Stärke auf, selbst wenn einzelne Rückenmarkssegmente weniger vom Entzündungsprozeß betroffen erscheinen. Bei fehlenden oder minimalen Rückenmarksveränderungen bleiben die Spinalganglien unverändert oder zeigen geringgradige, von Tieren mit negativem histopathologischem Befund (s. o.) nicht zu unterscheidende Infiltrationen. Das in der Umgebung der Spinalganglien befindliche Fettgewebe läßt häufig mehr oder weniger deutliche perivaskuläre Infiltrate erkennen, die in vermindertem Maße auch in den einziehenden, seltener in den austretenden Wurzelbündeln anzutreffen sind.

ZUSAMMENFASSUNG

Im Ganglion Gasseri lassen sich 24 Stunden nach i.n. Infektion (Gruppe C) eine geringgradige Anzahl von Lymphozyten und Plasmazellen im interstitiellen Gewebe nachweisen. Ganglienzellschäden sind erst gegen Ende des präparalytischen Infektionsstadiums bzw. bei den Spinalganglien im paralytischen Stadium erkennbar. Diese frühe interstitielle Infiltration ist im Hinblick auf ihre Bedeutung für die Ausbreitung der Infektion im Organismus mit Vorsicht zu bewerten, da wir eine Prüfung des Virusgehaltes nicht vor dem 3. Tag p.i. — dann allerdings mit positivem Ergebnis — vornahmen und der Bulbus olfactorius 24 Stunden p.i. nur zum indirekten Virusnachweis ausreichende Virusmengen enthielt. Außerdem konnten wir ähnliche zelluläre Infiltrationen auch bei früher oder später getöteten Tieren beobachten, welche keinerlei entzündliche Veränderungen des ZNS erkennen ließen. Die gleichen Verhältnisse sind bei den Spinalganglien anzutreffen, die sich erstmals 8 Tage p.i. als virushaltig erwiesen. Gegen Ende des präparalytischen und im paralytischen Infektionsstadium nehmen die Rundzellen schnell an Intensität zu und können bereits am 2. und 3. Krankheitstag maximale Werte erreichen. Die Ganglienzellen bleiben aber trotz ausgedehnter Infiltrationen verhältnismäßig verschont. An Stelle stark veränderter oder bereits aufgelöster Ganglienzellen finden sich gewucherte Kapselzellen, vermischt mit lymphozytären Elementen, während die vorausgehenden degenerativen Ganglienzellschäden selten zu beobachten sind. Nur in den Spinalganglien begegnet man hin und wieder neuronophagieähnlichen Prozessen. Gliöse Restknötchen gehören auch bei den Tieren des 5. bis 11. Krankheitstages zu wenig häufigen Beobachtungen. Das Ganglion Gasseri erscheint bei i.n., i.c., oral und in die Zunge infizierten Tieren in der Regel stark, bei den übrigen Tiergruppen mäßig bis schwach entzündlich verändert, während die histopathologischen Alterationen der Spinalganglien von den jeweiligen Rückenmarksveränderungen abhängig sind.

DISKUSSION DER ERGEBNISSE

Die systematische histologische Untersuchung der bei der Teschener Krankheit auftretenden entzündlichen Veränderungen ergibt in Übereinstimmung mit allen anderen Untersuchern, daß die Poliomyelitis des Schweines zu den „akut entzündlichen Erkrankungen vornehmlich der grauen Substanz" (PETTE, 53) zu rechnen ist. Diese Feststellung, die durch den stärkeren Virusgehalt der grauen Substanz des Rückenmarkes gegenüber der weißen (FISCHER und RÖHRER, 20) unterstützt wird, gilt sowohl für die natürliche als auch für die experimentelle Infektion. Es besteht während des ganzen Verlaufs der Infektion im wesentlichen eine Übereinstimmung zwischen histologischen Veränderungen und Virusgehalt in den einzelnen Abschnitten des ZNS.
SEIFRIED und SPATZ (64) sowie SEIFRIED (63) haben sich eingehend mit der vergleichenden Pathologie der Virusenzephalitisformen bei Mensch und Tier befaßt und diese auf Grund der Art und Lokalisation der mesodermalen und gliösen Reaktion in Verwandtschaftsgruppen einteilen können. Dem Ausbreitungsmodus des Entzündungsprozesses bei Schweinepest-, Geflügelpest- und Hundestaupe-Enzephalitis und anderen Enzephalitisformen, bei denen graue und weiße Substanz etwa gleichmäßig betroffen sind, stellten sie die Prozeßverteilung bei der Bornaschen Krankheit der Pferde und Schafe, der Enzephalitis epidemica, der Heine-Medinschen Krankheit und der Lyssa des Menschen gegenüber, bei denen die histologischen Veränderungen in der Hauptsache in der grauen Substanz auftreten. Zu letzterer Verwandtschaftsgruppe, die PETTEs „akut entzündlichen Erkrankungen vornehmlich der grauen Substanz" entspricht, gehören auch die Teschener Krankheit und die spinale Mäuselähmung. RÖHRER (58) weist darauf hin, daß des weiteren innerhalb dieser Sammelgruppe auf Grund der Pathoklise eine besonders nahe anatomische Verwandtschaft bestehe zwischen der Heine-Medinschen Krankheit, der infektiösen Schweinelähmung und der Poliomyelitis murium, so daß sich in Ergänzung der durch SEIFRIED und SPATZ sowie SEIFRIED erfolgten Klassifizierung bei dieser Verwandtschaftsgruppe eine Unterteilung in Polioenzephalitiden einerseits und Poliomyelitiden andererseits machen lasse. Trotz gemeinsamer Züge der Prozeßausbreitung hat jede dieser Polioenzephalitiden ihre Prädilektionsstellen im ZNS. Das gilt in gleicher Weise für die Poliomyelitiden. Auch hier gibt es neben wesentlichen Übereinstimmungen abweichende Befunde. Die Differenzen sind jedoch in keiner Weise mit den von KALM (37) ermittelten Unterschieden zwischen den

durch Poliomyelitis- und Para-Poliomyelitisvirus erzeugten Prozessen zu vergleichen, da bei der Teschener Krankheit z. B. weder eine Bevorzugung subkortikaler Zentren noch eine wahllose Prozeßverteilung wie bei F- und Ortlieb-Virus oder eine Prädilektion des Temporalhirns mit dem Hippocampus wie bei Col. SK-Virus festzustellen ist.

Die Poliomyelitis des Menschen besitzt eine charakteristische Topik des Prozesses im Nervensystem, die in keiner Weise allein an das motorische System gebunden erscheint (SPIELMEYER, 66; PETTE, 53; KALM, 35; DÖRING, 12; u. a.), was ebenfalls für die infektiöse Schweinelähmung zutrifft.

Der von DOBBERSTEIN (11), KMENT (42), FORTNER (21, 22), KAPLAN und MERANZE (39) u. a. betonten anatomischen Analogie zwischen der Poliomyelitis des Menschen und der Schweinelähmung ist von mehreren Seiten widersprochen worden. In der folgenden zusammenfassenden Darstellung der Befunde soll auf die vorgebrachten Einwände im einzelnen eingegangen werden.

Bei der Teschener Krankheit sind wie geschildert nach Anwendung verschiedener Infektionsmethoden in den frühen Stadien der Infektion und bei verschiedenen Virusstämmen Unterschiede der Prozeßlokalisation und Intensität zu verzeichnen, die besonders im Bulbus olfactorius, im Rautenhirn und im Rückenmark hervortreten sowie andererseits bei den Laboratoriumsstämmen Klobouk, Medlovice und Dèdice gegenüber dem erst kürzlich aus Praxismaterial isolierten Stamm Jena. Der Ansicht von MANUELIDIS, HORSTMANN und SPRINZ (44), daß bei der Teschener Krankheit weder im frühen noch im späteren Krankheitsstadium, von individuellen Besonderheiten abgesehen, charakteristische Unterschiede zwischen i.n., oral oder i.c. infizierten Tieren zu beobachten sind, können wir im wesentlichen wenigstens für die späten Stadien des Infektionsverlaufes zustimmen. PETTE, DEMME und KÖRNYEY (55) betonen für das späte paralytische Stadium der experimentellen Affenpoliomyelitis eine Gleichheit der Prozeßverteilung trotz unterschiedlicher Eingangspforten der Infektion, wie sie in der Regel auch bei der experimentellen Teschener Krankheit festzustellen ist. Andererseits kennen wir Fälle, die denen von BODIAN und HOWE (9) entsprechen, die auf die Verschiedenheiten in der Schwere des Befalles einzelner Zentren hinweisen je nach Eintrittsort des Virus.

Nach i.n. Infektion konnten wir im Bulbus olfactorius erstmalig 24 Stunden (Virusnachweis indirekt) und 48 Stunden p.i. (Virusnachweis direkt) den Nachweis von Virus und initialen histologischen Veränderungen in Form vaskulärer Prozesse erbringen. Bei gleichbleibend positiven Virusfunden sind bis zum 5. Tag p.i. vaskuläre und perivaskuläre Infiltrate als Spuren des Infektionsgeschehens zu verzeichnen. Vom 6. Tag p.i. können neben gliös-mesenchymalen Infiltraten eindeutige, aber sekundäre Ganglienzellschäden in der Mitralzellenschicht festgestellt werden gleichzeitig mit der für das frühe präparalytische Infektionsstadium offenbar größten Menge an infektionstüchtigem Virus. Eine Ausbreitung von histopathologischen Veränderungen und Virus ist zu diesem Zeitpunkt auch im übrigen ZNS nachzuweisen. Bis zum Ende des präparalytischen Infektionsstadiums sind bei allen i.n. infizierten Tieren wohlcharakterisierte entzündliche

Veränderungen des Bulbus olfactorius zu erkennen, die mit dem Einsetzen von Krankheitserscheinungen lediglich an Intensität zunehmen. Die sehr frühen positiven Virusbefunde und die übereinstimmenden histologischen Untersuchungsergebnisse in den Riechkolben nach experimenteller i.n. Infektion sprechen, wie wir schon in Teil I unserer Arbeit dargelegt haben, für die Annahme eines Viruseintritts über die Olfactoriusbahn. Unterstützt wird diese Ansicht außerdem durch fehlende histopathologische Läsionen der Riechkolben im frühen präparalytischen Infektionsstadium nach i.c. Infektion. Bei 2 i.n. infizierten Tieren, welche mit typischen klinischen Symptomen zur Tötung gelangten, konnten dagegen auch bei der Durchsicht von Serienschnitten keinerlei entzündliche Veränderungen der Riechkolben nachgewiesen werden. Beide Fälle zeichneten sich durch eine stark verlängerte Inkubationszeit aus. Diese Verhältnisse lassen nicht nur wegen der Länge der Inkubationszeit, sondern auch im Hinblick auf den negativen histopathologischen Befund im Bulbus olfactorius eine auffällige Übereinstimmung mit den nach einfacher Virusfütterung oder den durch Kontaktinfektion erkrankten Tieren erkennen. In gleicher Weise trifft dieses aber auch für experimentell i.v. oder i.m. infizierte Tiere zu. (Bei einem der i.v. infizierten Tiere konnte allerdings vermutlich als Folge der 21tägigen Inkubationszeit eine gleichmäßige Ausbreitung entzündlicher Veränderungen über das ZNS festgestellt werden.) GARD (23) berichtete bei 3 oral infizierten Tieren mit einer 9- bis 16tägigen Inkubationszeit über histopathologische Veränderungen der Riechkolben, die er im Sinne einer i.n. Infektion deuten möchte. Das Vorhandensein typischer entzündlicher Prozesse im Bulbus olfactorius können wir für die Tiere bestätigen, die außer einer Virusfütterung eine zusätzliche oropharyngeale Viruseinreibung erhielten und im Gegensatz zu den einfach infizierten Tieren nach kürzerer Inkubationszeit Krankheitssymptome zeigten. Offensichtlich hat in zwei von diesen Fällen, die im Gegensatz zu den i.n. infizierten Tieren deutliche Veränderungen des Hypoglossuskernes zeigen, eine gleichzeitige Infektion auf i.n. Wege stattgefunden.

Die Mehrzahl der oral infizierten Tiere läßt ebenso wie die auf natürlichem Wege erkrankten Tiere gegensätzlich zur i.n. oder i.c. Infektion keine oder nur sehr geringfügige entzündliche Prozesse im Bulbus olfactorius erkennen. Damit kommt dem Bulbus olfactorius als Eingangspforte der Infektion unter natürlichen Verhältnissen bei bestimmten Bedingungen offensichtlich keine oder nur eine untergeordnete Bedeutung zu, während im späten paralytischen Stadium eine Ausbreitung entzündlicher Veränderungen bis in den Bereich der Riechkolben anzunehmen ist. Es mag in diesem Zusammenhang auch daran erinnert werden, daß die zwischen dem 5. und 11. Krankheitstag untersuchten Tiere, welche die unter Praxisverhältnissen meist beobachtete spinale Krankheitsform zeigten, ebenfalls wenig ausgeprägte Veränderungen des Bulbus olfactorius aufweisen. Die von MANUELIDIS, HORSTMANN und SPRINZ (45) im Gegensatz zur menschlichen Poliomyelitis hervorgehobenen entzündlichen Prozesse des Rhinencephalon verlieren damit an Gewicht. Vielmehr lassen die unterschiedlichen Verhältnisse bei experimenteller und natürlicher Infektion im Vergleich zur menschlichen und Affenpoliomyelitis auffällige Übereinstimmungen erkennen. Bei i.n. mit klassischen Virusstämmen infizierten Affen wurde schon früh über erste Virusfunde in den Riechkolben 48 Stunden und 4 Tage p.i. berichtet (FABER und GEBHARDT, 14). SABIN und OLITZKY (61) konnten 3 Tage p.i. außerdem eine Infiltration der äußeren Schichten des Bulbus olfactorius mit mononukleären und polymorphkernigen Zellen beobachten, während eine Anzahl Mitralzellen „azidophile Nekrosen" aufwies. Weiterhin betonen BODIAN und HOWE (9), daß typische entzündliche Prozesse im präparalytischen Infektionsstadium nach i.n. Infektion immer vorhanden sind, dagegen aber bei anderen Infektionsmethoden auch im paralytischen Stadium meist fehlen. Erstere Befunde hatten mit dazu beigetragen, die tierexperimentell gewonnenen Untersuchungsergebnisse als Modell für den natürlichen Infektionsmodus des Menschen anzusehen. Eingehende Untersuchungen über die Lokalisation von Virus und entzündlichen Veränderungen bei tödlichen menschlichen Fällen hatten jedoch gezeigt, daß, abgesehen von seltensten vaskulären Infiltraten, weder histopathologische Veränderungen noch Virus im Olfactoriussystem nachzuweisen waren (SABIN, 59; ROBERTSON, 57; SWAN, 67; HORÁNYI-HECHST, 30; SPIELMEYER, 66; SABIN und WARD, 62; u. a.). Die histopathologischen Läsionen ließen dagegen in den übrigen Abschnitten des ZNS eine immer wieder betonte Übereinstimmung zwischen experimentell infizierten Primaten und dem Menschen erkennen (KALM, 37; u. a.). Erst spätere Untersuchungen ergaben, daß Schimpansen und Cynomolgusaffen im Gegensatz zu den früher verwendeten Rhesusaffen durch eine einfache Virusfütterung infiziert werden konnten (HOWE und BODIAN, 31; FABER und Mitarbeiter, 15, 16; MELNICK und MAGNUS, 47; u. a.). Dabei ist eine Beteiligung der Olfactoriusbahn entsprechend der Infektion des Menschen nicht oder bei Cynomolgusaffen nur ausnahmsweise nachzuweisen. Gleichzeitig kann eine niedrige Anzahl paralytischer Erkrankungen bei Schimpansen und Cynomolgusaffen und eine große Anzahl alimentärer Infektionen wie bei der menschlichen Erkrankung beobachtet werden, wobei jedoch Unterschiede der infizierenden Virusstämme zu berücksichtigen sind. Das gleiche ist sinngemäß für die der Schweinelähmung zu vermuten: Von 10 unserer mit dem Virus der Teschener Krankheit experimentell oral infizierten Schweine erkrankte nur durchschnittlich ein Tier mit paralytischen Symptomen. Unter Praxisverhältnissen ist nach HECKE (26, 27) die Zahl der stumm infizierten Tiere viel größer, als man annehmen möchte.

Die bei unseren Untersuchungen 6 Tage nach i.n. Infektion feststellbare Ausbreitung von Virus und entzündlichen Veränderungen kann über End- und Zwischenhirn bereits den Hirnstamm oder das Rückenmark erreicht haben. Dabei erscheinen im Endhirn, welches nicht zu den Prädilektionsstellen des histopathologischen Prozesses zu zählen ist, außer der Pia mater die ventralen Abschnitte der Hirnrinde bis zur Fissura rhinalis lateralis sowie das Septum pellucidum betroffen. Aber auch das Putamen und die Capsula externa und die Capsula interna weisen ziemlich regelmäßig — der Nucleus caudatus und das Ammonshorn seltener — entzündliche Veränderungen auf. Ersteres gilt in gleicher Weise für die dorsale Hirnrinde, deren Alterationen nur ausnahmsweise etwas stärkere Grade aufweisen können, aber niemals die Prozeßintensität der ventralen Hirnrinde erreichen. Im frontalen Bereich der dorsalen Rinde ist bei einer Anzahl von Tieren — einschließlich einem durch Kontakt infizierten — eine Bevorzugung der median gelegenen Abschnitte gegenüber den dorsolateralen zu beobachten. Diese scheinen im Vergleich mit den Hirnrindenfeldern anderer Säugetiere vermutlich vorwiegend motorische Funktionen zu besitzen. Die entzündlichen Prozesse der Hirnrinde in Form gliös-mesenchymaler Infiltrationen breiten sich über alle Schichten aus, wobei vorwiegend die II. bis V. Schicht betroffen erscheint. Hin und wieder sind perivenöse Lymphozytensäume auch im subkortikalen Mark anzutreffen, während primäre Ganglienzellschäden niemals von uns beobachtet werden konnten.

Die für das Endhirn in grundsätzlicher Übereinstimmung mit anderen Untersuchern geschilderte Prozeßlokalisation (DOBBERSTEIN, 11; KMENT, 41; KÖRNYEY und ELEK, 43; u. a.) bleibt auch bei anderem Infektionsmodus erkennbar, sofern überhaupt Veränderungen vorhanden sind. Die durch Kontakt infizierten Tiere zeigen — von einer Ausnahme abgesehen — wiederum im Gegensatz zu i.n. und i.c. Infektionen hier keine oder nur minimale entzündliche Veränderungen, die sich auf schwache und ungleichmäßige Infiltrationen der weichen Hirnhaut und geringfügig verstreute vaskuläre Infiltrate beschränken. Die gleiche verminderte Prozeßintensität ist in der Regel auch bei den oral, i.m. und i.v. infizierten Tieren zu verzeichnen. Bei der menschlichen und experimentellen Poliomyelitis gehört das Endhirn ebenfalls zu den weniger vom Entzündungsprozeß bevorzugten Abschnitten mit Ausnahme der motorischen Hirnrinde. Von vielen Untersuchern (PETTE, DEMME und KÖRNYEY, 55; STIEFLER und SCHENK, 65; KALM, 35; u. a.) wird der elektive Befall der Area gigantopyramidalis hervorgehoben, der jedoch von BODIAN (5) selten als schwer und intensiv genug, um klinische Symptome hervorzurufen, bezeichnet wird. SPIELMEYER (66) und PETERS (52) fanden dagegen entzündliche Herde, die alle Schichten und z. T. auch das Mark durchsetzten und häufig gerade die Beetzschen Riesenzellen verschont ließen. Von den Stammganglien ist gelegentlich der Globus pallidus (HARBITZ und SCHEEL, 25; KALM, 35; u. a.), das Putamen und Claustrum betroffen, während der Nucleus caudatus, der Hippocampus und das Septum pellucidum selten oder gar nicht verändert erscheinen.

Das Zwischenhirn zeichnet sich gegenüber dem Endhirn bei der Teschener Krankheit durch etwas stärkere entzündliche Prozesse aus. Dabei herrschen gliösmesenchymale Infiltrate vor, denen Ganglienzellschäden nachgeordnet sein können. MANUELIDIS, HORSTMANN und SPRINZ (44, 45) beschreiben vakuoläre Ganglienzelldegenerationen und seltene Neuronophagieprozesse, deren Vorhandensein auch von KÖRNYEY und ELEK (43) vermutet wird, von uns aber nicht bestätigt werden kann. Schon im präparalytischen Infektionsstadium ist der von mehreren Untersuchern festgestellte Befall der Umgebung des III. Ventrikels nachzuweisen, der für die experimentelle Affenpoliomyelitis in ähnlicher Weise geschildert wird (BODIAN und HOWE, 9). Gleichzeitig sind außerdem das mediale Thalamuskerngebiet und der Hypothalamus einschließlich der basalen Pia mater betroffen. Erst später nehmen das laterale Kerngebiet, die Zona incerta und die Corpora Luysii am Prozeß teil. Das Ganglion habenulae, der Nucleus caudatus, das Corpus mammillare und der Tractus opticus bleiben dagegen in der Regel verschont. Wie schon für das Endhirn geschildert, findet sich im Zwischenhirn bei allen i.c. infizierten Fällen im allgemeinen eine vergleichbare Prozeßlokalisation. Die i.n. mit Stamm Jena, die durch Kontakt und die in die Zunge infizierten Tiere weisen eine ausgeprägte Prozeßintensität auf im Gegensatz zu den allgemein geringgradigen oder fehlenden histopathologischen Läsionen nach oraler, i.m. (Oberschenkelmuskulatur) und i.v. Infektion. Bei menschlicher und experimenteller Poliomyelitis werden von vielen Untersuchern (PETERS, 52; STIEFLER und SCHENK, 65; HORÁNYI-HECHST, 30; SWAN, 67; u. a.) die vegetativen Kerne im zentralen Grau des III. Ventrikels übereinstimmend mit der Teschener Krankheit als Prädilektionsstellen des histopathologischen Prozesses hervorgehoben. BAKER und Mitarbeiter (1) betonen den schweren Befall der Nuclei supraoptici gegenüber dem weniger ergriffenen Corpus mammillare und den Tuberkernen. Die Annahme von KALM (35), daß bei der Humanpoliomyelitis die entzündlichen Prozesse am Boden des III. Ventrikels zu den ältesten gehören, können wir für experimentell mit dem Virus der Teschener Krankheit infizierte Tiere nicht bestätigen. Auch bei natürlicher Infektion bieten sich keine Anhaltspunkte: Das wenige Stunden nach Auftreten paralytischer Erscheinungen getötete Kontakttier (Nr. 198) zeigt wenig ausgeprägte vaskuläre Infiltrate und seltene Gliazellherdchen in der Umgebung des III. Ventrikels, während im Rautenhirn bereits ausgeprägte histopathologische Läsionen vorherrschen.

Im Mittelhirn breitet sich der entzündliche Prozeß über das zentrale Höhlengrau, die Substantia nigra und den Nucleus ruber aus, während die Haube, das Grau der Raphe, die Augenmuskelnervenkerne sowie die Corpora quadrigemina und das Corpus geniculi mediale weniger betroffen erscheinen. Im Nucleus ruber sind primäre Ganglienzellausfälle bereits gegen Ende des präparalytischen Stadiums nach i.n. Infektion anzutreffen, erreichen aber insgesamt auch später keine besonderen Ausmaße. Diese Prozeßlokalisation stimmt, abgesehen von einer wechselnden Intensität, im wesentlichen bei all unseren Tiergruppen überein. DOBBERSTEIN (11) und KÖRNYEY und ELEK (43) beschreiben in gleicher Weise stärkere Infiltratbildung im periventrikulären Grau und regelmäßige Infiltrate in der Substantia nigra und im roten Kern sowie gegensätzlich zu MANUELIDIS, HORSTMANN und SPRINZ (44) nur schwache Gefäßinfiltrate und höchstens einzelne Gliaherde der Vierhügelplatte. Für die menschliche und experimentelle Poliomyelitis ergibt sich eine ganz ähnliche Prozeßausbreitung (HARBITZ und SCHEEL, 25; SEIFRIED und SPATZ, 64; KALM, 35; BODIAN und HOWE, 9; u. a.), wobei besonders die Veränderungen der Substantia nigra erwähnt werden. HORÁNYI-HECHST (30) schildert bei der Poliomyelitis ein weitgehendes Verschontbleiben des Nucleus ruber gegenüber schweren Zellausfällen im Nucleus trochlearis und im Nucleus oculomotorius,

welch letztere bei der Teschener Krankheit höchstens durch mesodermal-gliöse Infiltrationen verändert erscheinen.
Die entzündlichen Veränderungen des Kleinhirns, die auf Grund ihrer ausgeprägten Intensität zum Vergleich mit der experimentellen Louping ill Infektion und der X-Disease anregten (KÖRNYEY und ELEK, 43; HORSTMANN, MANUELIDIS und SPRINZ, 45), werden im Gegensatz zu den hier begrenzten histopathologischen Prozessen bei der menschlichen und experimentellen Poliomyelitis vielfach hervorgehoben (DOBBERSTEIN, 11; MANUELIDIS, HORSTMANN und SPRINZ, 45). Ohne diese Unterschiede verneinen zu wollen, erscheint uns in diesem Zusammenhang folgendes von besonderem Interesse:
1. Der Befall des Kleinhirns ist nach i.n. und i.c. Infektion im präparalytischen Stadium erst verhältnismäßig spät festzustellen, – 6. bzw. 10. Tag p.i. –, so daß den Kleinhirnveränderungen im frühen Infektionsstadium offensichtlich eine untergeordnete Bedeutung zukommt. Mit diesen Befunden übereinstimmend, bleibt nach i.n. Infektion der Virusnachweis im Kleinhirn bis zum 10. Tag p.i. negativ. Als initiale Alterationen können beginnende Infiltrationen der Pia mater und der Gefäße in Nachbarschaft der Marksegelinsertionsstellen beobachtet werden. Mit zeitlich geringem Abstand folgen in den zugehörenden Rindenabschnitten mäßige Gefäßinfiltrate und Gliazellansammlungen. Letztere lokalisieren sich vorzugsweise in herdförmiger Anordnung im Bereich der Purkinjeschen Zellen, die mit außerordentlicher Schnelligkeit überwuchert werden, in der Regel, ohne vorausgehende Zellschädigungen erkennen zu lassen. Mit dem Eintritt von Krankheitserscheinungen nehmen die geschilderten entzündlichen Prozesse rasch an Intensität und Ausdehnung zu. Vakuoläre Degenerationen und Neuronophagieprozesse sind dagegen nur selten bei starker Intensität der Rindenveränderungen und weniger ausgeprägter Infiltration der Pia mater zu beobachten. Diese Feststellungen stehen im Widerspruch zu den Befunden von MANUELIDIS, HORSTMANN und SPRINZ (45), die Vakuolisierungsprozesse der Purkinjeschen Zellen und den primären Untergang zahlreicher Nervenzellen der Kleinhirnrinde als „markantestes Merkmal" der Teschener Krankheit bezeichnen. KÖRNYEY und ELEK (43), die ebenfalls im Frühstadium keinen ausgiebigen Untergang Purkinjescher Zellen sahen, heben ihre Empfindlichkeit gegenüber mangelnder Sauerstoffversorgung hervor. Übereinstimmend mit DOBBERSTEIN (11) führen sie den Untergang der Purkinjeschen Zellen auf sekundäre Ausfälle infolge der gliös-mesenchymalen Infiltrationen der Rindenschicht zurück, was wir als Regelbefund bestätigen möchten.
2. Unsere auf natürlichem Wege infizierten Tiere lassen im Gegensatz zur i.n. und i.c. Infektion meist nur eine mäßige Prozeßintensität erkennen. Das gleiche gilt für die nach oraler, i.m. und i.v. Infektion erkrankten Versuchstiere. Weniger ausgeprägte entzündliche Läsionen sind auch bei den zwischen dem 5. und 11. Krankheitstag untersuchten Fällen anzutreffen, die, wie schon erwähnt, ähnlich der Mehrzahl der unter Praxisverhältnissen erkrankten Tiere (BAUMANN, 4; GRAU, 24; u. a.) vorwiegend schwere Rückenmarksveränderungen aufweisen. Aus den von KMENT (41) veröffentlichten Untersuchungsprotokollen natürlich

infizierter Schweine geht ebenfalls hervor, daß Fälle mit weniger hochgradiger Prozeßintensität im Kleinhirn keineswegs zu den Ausnahmen zu zählen sind. Die Widersprüche zwischen den Untersuchungsergebnissen von MANUELIDIS, HORSTMANN und SPRINZ einerseits sowie DOBBERSTEIN, KÖRNYEY und ELEK und uns andererseits sind möglicherweise auf Unterschiede der Virusstämme zurückzuführen. Zum anderen mag die Tatsache, daß erstgenannte Autoren sich mit ihren Befunden ohne Berücksichtigung des natürlichen Infektionsweges hauptsächlich auf experimentell infizierte Tiere stützen, eine Rolle spielen.

Übereinstimmend bei der Teschener Krankheit und der Poliomyelitis werden dagegen die meist wohlausgeprägten entzündlichen Prozesse der Kleinhirnkerne beschrieben, die bei der menschlichen und Affenpoliomyelitis häufig schwer verändert erscheinen (BODIAN, 5; KALM, 35; u. a.). Die unter dem Bild der „Läppchenatrophie" beschriebenen Veränderungen des Spätstadiums (MANUELIDIS, HORSTMANN und SPRINZ, 45) konnten wir ebenfalls nachweisen.

Im Bereich der Pons und Medulla oblongata sind bereits vom 6. und 8. Tag p.i. nach i.n. oder i.c. Infektion neben verstreuten vaskulär-gliösen Infiltrationsprozessen primäre Ganglienzellschäden in den Hirnnervenkernen zu verzeichnen. Gegensätzlich dazu treten nach i.v. Infektion entzündliche Veränderungen der Formatio reticularis in den Vordergrund, während die großen Kerngebiete weitgehend verschont bleiben. Wenn man berücksichtigt, daß die i.v. infizierten Tiere erst im paralytischen Infektionsstadium zur Tötung gelangten, tritt dieser Unterschied der Prozeßlokalisation noch deutlicher hervor. PETTE, DEMME, KÖRNYEY (55) berichten bei einem i.v. mit Poliomyelitisvirus infizierten Affen (Tötung am 2. Krankheitstag) über schwere Veränderungen in der Medulla oblongata, bei denen gliöse und mesodermale Prozesse vorherrschten.

Eines unserer Versuchstiere (Nr. 229), das nach Virusinjektion in die Oberschenkelmuskulatur erkrankte, zeigte vorwiegend auf die Substantia reticularis beschränkte entzündliche Läsionen des Rautenhirns. Auffallenderweise erschienen jedoch auch Lenden- und Kreuzmark fast unverändert. Dieser Befund steht in deutlichem Gegensatz zu den gleichartig infizierten Tieren mit einem Schwerpunkt der entzündlichen Prozesse im Lumbal- und Sakralmark, von denen allerdings nur 1 Tier Befunde des Rautenhirns wie nach i.n. Infektion aufwies. BODIAN (6) beobachtete bei 46 Rhesusaffen, die mit verschiedenen Poliomyelitisvirus Laboratoriumsstämmen in die Wadenmuskulatur infiziert waren, stets — den Versuchsergebnissen nach intraneuraler Infektion entsprechend — zuerst eine Lähmung der infizierten Gliedmaßen. Umgekehrt konnte er aber bei gleicher Infektionsmethode mit einem Virusstamm, der erst 3 Rhesusaffenpassagen hinter sich hatte, in 7 von 15 Fällen zuerst das Auftreten von Armlähmungen feststellen. Die Annahme, daß in diesen Fällen und in gleicher Weise bei unserem o. a. Tier Nr. 229 das infizierende Virus in den Blutstrom eingedrungen ist, besitzt sehr viel Wahrscheinlichkeit. Das Virus mag durch Überwindung der Blut-Hirnschranke oder auf dem Wege über eine Infektion der peripheren Ganglien, wie sie SABIN (60) annimmt, das ZNS erreicht haben. Gewebsverletzungen und bestimmte Vakzinationen (VERLINDE, 68; POETSCHKE, 56) sind als Faktoren bekannt, die das Durchbrechen dieser Schranke fördern. Andererseits müssen in diesem Zusammenhang auch Unterschiede der Virusstämme beachtet werden. Der von uns für diese Versuche verwendete Virusstamm Jena hatte analog dem Poliomyelitis-Virusstamm von Bodian erst wenige Laboratoriumspassagen hinter sich.

Bei dem Tier Nr. 229 ist tatsächlich wie bei der Mehrzahl der i.m. infizierten Tiere eine auffallende Übereinstimmung der feingeweblichen Veränderungen mit denen bei i.v. infizierten Tieren festzustellen. Weiterhin besteht eine deutliche Analogie zu den nach stummer Infektion untersuchten Tieren und einem wenige Stunden nach Eintritt von Krankheitserscheinungen getöteten Kontakttier. Dieses ließ jedoch einen einseitig maximalen Befall des Nucelus alaris erkennen, so daß die Möglichkeit einer direkten neuralen Infektion oder einer Infektion auf dem Wege über die peripheren Ganglien nicht ausgeschlossen werden kann. Eines der stumm infizierten Tiere und 3 i.v. infizierte Tiere zeigten aber ebenfalls einen ein- oder beiderseitigen Befall des Nucleus alaris. Die weiteren durch Kontakt und die oral infizierten Tiere ließen infolge des viel späteren Zeitpunktes der Untersuchungen keine initialen entzündlichen Prozesse mehr erkennen: Beide Tiergruppen wiesen eine ausgeprägte Prozeßintensität in der Formatio reticularis auf, die sich aber auch auf die Hirnnervenkerne erstreckt.

BODIAN und HOWE (9) beobachteten bei intraperitoneal und intrakutan mit Poliomyelitisvirus infizierten Affen typische Rückenmarksläsionen und in der Formatio reticularis gesteigerte entzündliche Veränderungen, die in den Olfactoriuszentren auch im späten paralytischen Stadium fehlten. Diese unter dem Bilde einer „aszendierenden" Infektion beschriebene Prozeßlokalisation (ohne nähere Angaben über eine unterschiedliche Verteilung der Veränderungen auf die Formatio reticularis oder die Nervenkerne) war in ähnlicher Weise auch nach Infektion in den N. ischiadicus anzutreffen und schien damit die Möglichkeit eines nichtneuralen Viruswanderungsweges von vornherein auszuschließen.

Bei den von uns in die Oberschenkelmuskulatur infizierten Tieren kann wie schon erwähnt nur in einem Fall ein der i.n. Infektion entsprechender histopathologischer Befund des Rautenhirnes erhoben werden. Die anderen Tiere (mit Ausnahme des o. a. Tieres Nr. 229) zeigten zwar in gleicher Weise lokalisierte Rückenmarksveränderungen, aber deutliche Läsionen der Formatio reticularis im Gegensatz zu den Nervenkernen. Dieselbe Prozeßlokalisation konnten wir auch nach i.v. Infektion in der Gruppe B beobachten und führten sie hier auf eine vor Versuchsbeginn gegebene Paraffinöl-Glyzerin-Injektion in die Oberschenkelmuskulatur zurück. Diese Annahme ließ sich bei Wiederholung des Versuches mit dem Stamm Jena jedoch nicht bestätigen, da alle i.v. infizierten Tiere der Gruppe C nur wenig ausgeprägte Rückenmarksläsionen aufwiesen. Damit bleibt es fraglich, ob es sich hier um Unterschiede der Virusstämme oder um andere uns nicht bekannte Faktoren handelt. Auch bei den i.n. infizierten Tieren der Gruppe C ist am 1. und 2. Krankheitstag allgemein eine weniger ausgeprägte Prozeßintensität im Rückenmark nachzuweisen als bei den Tieren der

Gruppe A. Diese Differenzen möchten wir z. T. darauf zurückführen, daß der Stamm Jena bei experimenteller Infektion infolge seiner starken Virulenz verhältnismäßig früh die lebenswichtigen Zentren der Pons und Medulla oblongata schädigt und damit die frühzeitige Tötung der Versuchstiere veranlaßt. Bei Verimpfung hoher Virusverdünnungen und bei den unter Praxisverhältnissen infizierten Tieren, von denen das Originalvirusmaterial isoliert werden konnte, waren typische Rückenmarksschäden und ein entsprechendes klinisches Bild festzustellen.

Die nach i.m. Virusinjektion abweichend von der i.n. Infektion geschilderte Lokalisation der entzündlichen Prozesse tritt bei den in die Zunge infizierten Tieren wiederum in Erscheinung: Zweimal lassen sich Verhältnisse wie nach i.v. Infektion feststellen, wobei die Möglichkeit einer „aszendierenden" Infektion im Sinne von BODIAN und HOWE schon allein durch fehlende Rückenmarksveränderungen ausscheidet. Außerdem sind bei diesen Tieren weder im Hypoglossus- und Alarkern noch im Nucleus ambiguus schwere Zerstörungen anzutreffen wie sie die anderen intralingual infizierten Tiere aufweisen, bei denen eine direkte Virus-Nervenpassage anzunehmen ist. VERLINDE und Mitarbeiter (69) konnten im Einklang mit bestimmten Beobachtungen bei menschlicher Bulbärpoliomyelitis nach Tonsillektomie experimentell an Affen den Nachweis einer Viruswanderung im N. glossopharyngicus erbringen. Ähnliche Untersuchungen bei der Teschener Krankheit sind ebenso wie Versuche über den Virusnachweis im Blut noch nicht abgeschlossen. Es kann daher vorläufig nicht entschieden werden, ob die für das Rautenhirn geschilderten Unterschiede der Prozeßlokalisation nach i.n. und i.c. Infektion gegenüber der i.v. und den damit vergleichbaren Fällen tatsächlich auf eine hämatogene Phase der Virusausbreitung zurückzuführen sind oder nur zufällige Variationen des histopathologischen Prozesses darstellen. Die nach Injektion in die Oberschenkelmuskulatur beobachtete maximale Prozeßintensität im Bereich des IV. bis VI. Lendennerven mit Anwesenheit polymorphkerniger Leukozyten scheint allerdings eher für einen direkten neutralen Viruswanderungsweg zu sprechen, während die bei einem unserer stumm infizierten Tiere (Nr. 236) nachgewiesene Antikörpermenge, die in einer Serumverdünnung von 1 : 500 eine Virusverdünnung von 10^{-3} neutralisierte, eher auf eine hämatogene Virusphase hindeuten mag. WICKMANN (73) beschreibt für die menschliche Poliomyelitis ebenfalls Fälle, bei denen die intensivsten Veränderungen der Medulla oblongata häufig in der Substantia reticularis und nicht in den Nervenkernen auftreten. BODIAN (7) hält das Eindringen von Virus aus dem Blut auf dem Wege über die Area postrema der Medulla oblongata für möglich: Der Viruseintritt an einem Ort würde mit dem pathologischen Bild beschränkter Veränderungen im Gegensatz zu ihrer unterschiedlosen Verteilung bei den durch Arthropoden übertragenen Enzephalitiden gut übereinstimmen. Andererseits könnten (nach BODIAN) die bei menschlichen Poliomyelitisinfektionen und oral infizierten Primaten beobachteten entzündlichen Prozesse im zentralen Höhlengrau des Hirnstammes und im Bereich der Area postrema ebenso durch eine Viruswanderung entlang der Gehirnnerven erklärt werden. Bei oral mit Poliomyelitisvirus infizierten Cynomolgusaffen konnten FABER und Mitarbeiter (16, 17, 18, 19) vom 3. Tag p.i. parallel mit dem Auftreten von Virämie eine Infektion peripherer Ganglien und 5 und 6 Tage p.i. den Befall des ZNS feststellen, wobei jedoch Veränderungen der Area postrema nicht nachweisbar waren. Autoren, die die peripheren Ganglien als Ursprungsort der Virämie ansehen, beantworten die Frage, wie das Virus das ZNS erreicht, einerseits durch eine neurale und andererseits durch eine direkte hämatogene Infektion. SABIN (60) vertritt in jüngster Zeit die Ansicht, daß die Poliomyelitisinfektion des Menschen oral erfolgt mit einer anfänglichen Virusvermehrung in den Epithelzellen der Schleimhaut von Mund, Rachen und des unteren Verdauungskanals. Von den infizierten Schleimhautzellen ausgehend gelangt das Virus in die regionären Lymphknoten, wo es sich bei bestimmten Virusstämmen vermehren und später in die Blutbahn eindringen kann. Aus dem Blut wird es von Zellen des RES und anderer Gewebe resorbiert, die extraneurale Virusvermehrungszentren darstellen. Dabei erfolgt ein erneuter Befall der alimentären Schleimhaut. Erst bei ausreichender Virusvermehrung in diesen extraneuralen Zentren kommt es auf dem Wege über eine Invasion der vegetativen und peripheren Ganglien zu einer Infektion des ZNS.

In der Brücke und im verlängerten Mark sind entgegen den Befunden von MANUELIDIS, HORSTMANN und SPRINZ (45) sowie DOBBERSTEIN (11), die keine selektive Schädigung einzelner Kerngruppen fanden, deutlich Prädilektionsstellen des histopathologischen Prozesses zu beobachten. Dabei werden die Formatio reticularis und die Hirnnervenkerne stets in mehr oder weniger ausgeprägtem Maße in Mitleidenschaft gezogen und lassen im Vergleich zur Poliomyelitis des Menschen vielfach übereinstimmende, z. T. aber auch abweichende Befunde erkennen. Regelmäßig bleiben analog den Beobachtungen bei der Heine-Medinschen Krankheit die Areale der spinalen Trigeminuswurzeln und der Pyramidenbahn sowie das Corpus restiforme und die Plexus chorioidei verschont. Das gleiche gilt mit geringfügigen Ausnahmen auch für die Faserbündel der Hirnnerven und bei menschlicher Poliomyelitis in der Regel für die unteren Oliven (BODIAN, 5; BAKER und Mitarbeiter, 2), die beim Schwein hin und wieder sogar etwas ausgeprägtere Gliaherde zeigen können. SWAN (67) sowie PEERS und LILLIE (51) berichten allerdings bei menschlichen Poliomyelitisfällen über gelegentliche bzw. etwas häufigere Gliaproliferationen in den unteren Oliven und im Nucleus spinalis trigemini mit ausnahmsweise auftretenden Ganglienzelldegenerationen.

Eine Bevorzugung der unterhalb des Ventrikelbodens liegenden Gebiete ist weder bei der Teschener Krankheit noch bei der Poliomyelitis des Menschen zu erkennen. Dagegen sind stets entzündliche Veränderungen im zentralen Höhlengrau der Brücke anzutreffen, die sich beim Schwein mitunter bis zum mesenzephalen Trigeminuskern ausdehnen. Dieser weist bei experimenteller Affenpoliomyelitis nach PETTE und Mitarbeitern (55) außerordentlich selten gliösmesenchymale Infiltrate auf, während FABER und Mitarbeiter (16) hier 6 Tage nach oraler Infektion Veränderungen im Zusammenhang mit entzündlichen Prozessen des zentralen Höhlengraus feststellen konnten.

MANUELIDIS und Mitarbeiter (45) heben für die Teschener Krankheit im Gegensatz zur menschlichen Poliomyelitis einen gleichzeitig starken Befall des Brückenfußes und der Brückenhaube hervor. Diesen Befund können wir wiederum nicht für die auf natürlichem und auf oralem Wege infizierten Tiere bestätigen, die außer geringfügigen vaskulären Infiltraten keine Veränderungen der Brückenbasis aufweisen. Ausgeprägtere Läsionen des Fußgebietes in Form vielschichtiger Gefäßmäntel und mehr oder weniger ausgedehnter gliöser Infiltrationen sind dagegen ziemlich regelmäßig und bereits im präparalytischen Infektionsstadium bei i.c. infizierten Tieren zu bemerken und seltener nach i.v., i.n. und i.m. Infektion. Auch bei der Heine-Medinschen Krankheit sahen KALM (35) und PETERS (52) ausnahmsweise einige Male herdförmige Ausfälle in den sonst stets unversehrten Brückenkernen. Die Teschener Krankheit ist im paralytischen Infektionsstadium regelmäßig mit schweren Ganglienzellausfällen des motorischen Trigeminuskernes vergesellschaftet, während der Abducens- und Trochleariskern sowie der sensible Kern des N. trigemini fast unverändert bleiben. Untersuchungen menschlicher und tierexperimenteller Poliomyelitisfälle zeigen dagegen, daß der motorische Kern des V. Hirnnerven zwar stets mit den anderen Kernen geschädigt wird, aber qualitativ überwiegen die Veränderungen des Facialis- und Abducenskernes (MATZKE und Mitarbeiter, 46; HORÁNYI-HECHST, 30; SWAN, 67; u. a.). Letztere werden jedoch bei Affenpoliomyelitis als geringfügig beschrieben (PETTE und Mitarbeiter, 55; WARBURG, 71). Der Deiterssche und der Facialiskern sind ebenso wie der Nucleus ambiguus beim Schwein schon im präparalytischen Infektionsstadium nach i.n. Infektion zu den Prädilektionsorten primärer Ganglienzellerkrankungen zu zählen. Im Nucleus ambiguus und im Deitersschen Kern lassen sich auch bei den Fällen (i.v. Infektion usw.), die sich durch ein Verschontbleiben der Hirnnervenkerne zugunsten der Formatio reticularis auszeichnen, meist einzelne Neuronophagien beobachten. FABER und Mitarbeiter (15, 16) fanden bei oral mit Poliomyelitisvirus infizierten Cynomolgusaffen 5 und 6 Tage p.i. gliös-mesenchymale Infiltrate in der Formatio reticularis, im zentralen Höhlengrau und Thalamus sowie im Facialiskern, der außerdem Neuronophagieprozesse aufwies. Wenig betroffen waren dagegen der Nucleus solitarius und die Trigeminuskerne mit Ausnahme des motorischen Kernes.

Der Nucleus alaris, die übrigen Vestibulariskerne und der dorsale Cochleariskern weisen beim Schwein ziemlich regelmäßig und vor dem Auftreten von Krankheitserscheinungen ausgeprägte gliös-mesenchymale Infiltrationen auf, gegenüber dem nur schwach entzündlich veränderten Nucleus terminalis tractus solitarii und dem ventralen Cochleariskern sowie den lateralen und dorsalen Seitenstrangkernen usw. Menschliche Poliomyelitisinfektionen sind mit einer mäßigen Prozeßintensität des dorsalen Vaguskernes und des Nucleus terminalis tractus solitarii verbunden (HORÁNYI-HECHST, 30; SWAN, 67; PEERS und LILLIE, 51, u. a.). Die Veränderungen des Hypoglossuskernes, die bei der Teschener Krankheit nach i.n. Infektion meist fehlen oder auf schwache Gefäßinfiltrate beschränkt bleiben, sind nach i.c. und oraler Infektion häufig bzw. gelegentlich,

nach Kontaktinfektion ausnahmsweise anzutreffen. PEERS und LILLIE (51) u. a. schildern für die menschliche Poliomyelitis geringgradigere Läsionen des Hypoglossuskernes, als man bei einem motorischen Kern annehmen möchte. Diese traten meist einseitig auf, während die andere Kernhälfte praktisch unverändert erschien. Letzteres trifft in auffallender Weise auch für die Teschener Krankheit zu. Asymmetrische histopathologische Läsionen werden von JUNGEBLUT (33) als Beweis einer neuralen Virusausbreitung angesehen, die für die Phase der Infektion, nachdem das Virus das ZNS erreicht hat, im Gegensatz zu dem Viruseintrittsort nicht in Frage gestellt zu sein scheint.
Die Formatio reticularis, die bereits 6 Tage nach i.n. Infektion und im paralytischen Infektionsstadium niemals fehlende entzündliche Veränderungen erkennen läßt, kann übereinstimmend mit der Poliomyelitis des Menschen als Prädilektionsstelle des histopathologischen Prozesses bezeichnet werden. KÖRNYEY und ELEK (43) betonen für die Teschener Krankheit neben dem schweren Befall des Vestibulariskerngebietes die ausgedehnten entzündlichen Veränderungen der Formatio reticularis, die beinahe stärkere Ganglienzellschäden als die motorischen Hirnnervenkerne aufweist. BODIAN (5) beobachtete analog den Befunden anderer Untersucher (BARNHART und Mitarbeiter, 3; KINO, 40; SWAN, 67; u. a.) bei allen tödlichen Fällen menschlicher Bulbärpoliomyelitis stets entzündliche Läsionen der Formatio reticularis, die aber auch bei Patienten ohne Bulbärsymptome nachgewiesen werden konnten. Die Bedeutung dieser Untersuchungsbefunde im Hinblick auf die in der Formatio reticularis lokalisierten lebenswichtigen Atem-, Vasomotoren- und Schluckzentren sowie motorischer Hemmungsmechanismen (NORDMANN und MÜLLER, 49; BODIAN, 8; u. a.) ist einleuchtend. Nach BAKER und Mitarbeitern (2) stellen die wichtigsten Zellgruppen bei der Bulbärpoliomyelitis der Nucleus ambiguus und die Zellen der Formatio reticularis dar, die bei der Teschener Krankheit in der Regel, bei den Tieren der Gruppe C stets befallen sind. Auch die beschriebenen Fälle mit vorherrschenden Veränderungen in der Formatio reticularis lassen meist einzelne Neuronophagieprozesse im Nucleus ambiguus erkennen, der unbestreitbar bei der Schweinelähmung zu den bevorzugt befallenen Kerngebieten zu zählen ist.
Seit den Untersuchungen von HARBITZ und SCHEEL (25) ist es bekannt, daß schwerste menschliche Poliomyelitisinfektionen mitunter mit kleinen herdförmigen Gewebsnekrosen verbunden sind. Diese lokalisieren sich im Bereich des Rautenhirnes dorsal und lateral vom VII. Gehirnnerven oder medial davon im Gebiet der großen Zellen der Formatio reticularis (MATZKE und BAKER, 46; VIMTRUP, 71; u. a.). Es wird angenommen (BODIAN, 7), daß hier eine ungewöhnlich hohe Viruskonzentration außer den gewöhnlichen Schäden der Virusvermehrung eine toxische Wirkung erzielen kann, ähnlich den von HENLE und HENLE (28) für das Influenzavirus beschriebenen Beobachtungen. Überraschenderweise konnten wir bei 3 oral und einem i.n. infizierten Schwein (Gruppe C) gleichfalls einzelne nekrotische Gewebsbezirke bemerken, die medial vom Facialiskern in der Formatio reticularis (Abb. 68) und weiterhin im Brücken-

und Mittelhirn auftreten. Diese Nekroseherde, in denen große Ganglienzellen gerade noch als homogene oder schattenartige Gebilde erkennbar sind, werden von locker angeordneten polymorphkernigen Leukozyten und aktivierten Gliazellen durchsetzt. Gegen die erhaltene Hirnsubstanz ist eine Abgrenzung in Form eines leukozytären oder gliösen Walles nicht zu beobachten. Neuronophagien mit Beteiligung polymorphkerniger Leukozyten sind ausnahmsweise an den Rändern der erkrankten Bezirke festzustellen, während in den großen Kerngebieten (Facialis, Deiters) rein gliöse Neuronophagieprozesse anzutreffen sind. In der näheren und weiteren Umgebung dieser Gewebsbezirke können diffuse Gliaproliferationen verzeichnet werden, an denen aber ebenso wie an den Gefäßmänteln und der Infiltration der Pia mater kaum Leukozyten beteiligt sind.

Im Brücken- und Mittelhirn finden sich bei 3 Tieren in der Formatio reticularis bzw. im Bereich der Substantia nigra je 1 bis 2 große und einzelne kleinere nekrotische Gewebsherde mit leukozytär-gliöser Infiltration und mehreren gliösleukozytären Neuronophagien und z. T. im Gewebe, z. T. unter den Gefäß- und Filtratzellen verstreute polymorphkernige Leukozyten. Eines der Tiere zeigte außerdem in der Formatio reticularis Gefäße mit breiten Säumen, die von Erythrozyten durchsetzt und umlagert waren. Im Kleinhirn kommen vereinzelte polymorphkernige Leukozyten in der von gliös-hämatogenen Elementen infiltrierten Molekularschicht und im Bereich des schwer geschädigten Nucleus fastigii vor. Letzterer weist mehrere deutlich erkennbare Neuronophagien bzw. gliöse Restknötchen auf. Die restlichen Ganglienzellen erscheinen degenerativ verändert.

Eines der Tiere (orale Infektion) läßt wenige gliös-leukozytäre Neuronophagien und einzelne freie Leukozyten in den medialen und ventrolateralen Ventralhorngruppen des Halsmarkes (VI. bis VIII. Halsnerv) erkennen. Die Mehrzahl der motorischen Ganglienzellen erscheint aber erst verhältnismäßig wenig geschädigt bei geringfügiger Gliazellvermehrung. Die Gefäßinfiltrate erreichen dagegen bereits stärkere Ausmaße.

Im Frühstadium der menschlichen und tierexperimentellen Poliomyelitisinfektion wird das Auftreten einer leukozytären Phase der Gewebsreaktion ziemlich regelmäßig beschrieben. Übereinstimmend mit anderen Untersuchern konnten wir — von den Ausnahmefällen abgesehen — dieses nicht für die Teschener Krankheit bestätigen. Dagegen kann das Auftreten umschriebener leukozytärer Einschmelzungen, die bei der menschlichen Poliomyelitisinfektion nach DÖRING (12) zu den stärksten Befunden zu zählen sind, keineswegs als gesetzmäßig angesehen werden. Diesen Beobachtungen entsprechend deuten die von uns beschriebenen Fälle, bei denen nichts über das Vorliegen einer bakteriellen Infektion bekannt ist, auf eine maximale Viruskonzentration mit einer örtlich schweren Gewebsreaktion hin. Das gleiche scheint auch für die 4 in die Oberschenkelmuskulatur infizierten Tiere (s. S. 61) und die Tiere Nr. 26 und 27 (s. S. 6) zuzutreffen. Bei letzteren konnte im Bulbus olfactorius 6 Tage p.i. außer dem Auftreten polymorphkerniger Leukozyten ein hoher Virusgehalt nachgewiesen werden.

Im Rückenmark ist wie in anderen Abschnitten des ZNS schon 6 Tage p.i. das Auftreten histopathologischer Prozesse verbunden mit dem frühesten Virusnachweis festzustellen. Damit ergibt sich nach i.n. Infektion eine frühzeitige kontinuierliche Ausbreitung von Virus und entzündlichen Veränderungen vom Bulbus olfactorius über End-, Zwischen-, Mittel- und Rautenhirn bis in das Rückenmark. BODIAN und HOWE (9) nehmen auf Grund tierexperimenteller Untersuchungen an, daß das vornehmlich in der grauen Substanz lokalisierte Poliomyelitisvirus zu seiner Ausdehnung innerhalb des ZNS eher die kurzen neuronalen Verbindungen als die langen Leitungsbahnen bevorzugt: Das Virus erreicht das Rückenmark ausgehend vom Bulbus olfactorius ebenso schnell oder schneller als nach i.c. Infektion in die Großhirnrinde. Ob sich diese Annahme bestätigen läßt, mag dahingestellt bleiben. Bei Berücksichtigung der Länge der Inkubationszeit für die i.c. und die i.n. Infektion konnten wir tatsächlich nach i.c. Virusinjektion im Gegensatz zur i.n. eher eine verzögerte Ausbreitung der entzündlichen Veränderungen im ZNS bemerken. Insgesamt müssen die entzündlichen Rückenmarksprozesse des präparalytischen Infektionsstadiums bei den von uns untersuchten Tieren als wenig ausgeprägt bezeichnet werden. Die frühen feingeweblichen Veränderungen bestehen auch hier aus vornehmlich in der grauen Substanz angeordneten vaskulären Infiltraten und geringfügigen Gliazellproliferationen, die im Halsmark deutlicher als im Lendenmark in Erscheinung treten. Primäre Ganglienzellschäden sind dagegen mit Sicherheit erst am 8. Tag p.i. erkennbar, obwohl gegensätzlich zu den Befunden von PETTE und Mitarbeitern (55) bei experimenteller Affenpoliomyelitis Virus auch in Rückenmarkabschnitten ohne Neuronophagieprozesse nachgewiesen werden kann. Es ist wahrscheinlich, daß, unseren Vorstellungen über den Mechanismus der Virusvermehrung entsprechend, schon am 6. und 8. Tag p.i. oder auch früher bereits eine weitgehende Virusausbreitung innerhalb der grauen Substanz stattgefunden hat, wie man nach der Zahl der morphologisch anscheinend unveränderten Ganglienzellen (bei Anwendung der gewöhnlichen histologischen Untersuchungstechnik) annehmen möchte.

KAPLAN und MELNICK (38) konnten bei mit Lansing-Virus infizierten Mäusen sofort nach der Infektion eine geringe Virusmenge in der Zytoplasmafraktion des ZNS-Gewebes nachweisen, die 6 Stunden später fehlte, nach 24 Stunden mit starkem Anstieg wieder feststellbar war und dann erst auch in der Nuklearfraktion auftrat. Mäuse mit Lähmungserscheinungen zeigten stets Virus im Zellkernmaterial, während bei nichtparalytischem Infektionsverlauf nur selten Spuren von Virus zu entdecken waren. Außerdem führten Untersuchungen von EVANS und CUNDY (13) über den Virusgehalt des ZNS von Mäusen, die nach Infektion mit dem gleichen Virus stark verlängerte Inkubationszeiten (bis zu 82 Tagen) aufwiesen, zu dem Schluß, daß eine niedrige Viruskonzentration bis wenige Tage vor dem Auftreten von Krankheitserscheinungen bestehen bleibt. Das Vorhandensein eines derartig „latenten“ Stadiums der Infektion einzelner oder mehrerer Ganglienzellen ohne die Entstehung irreversibler Schäden halten wir auch bei unseren „stumm“ infizierten Tieren für möglich.

Ob es sich dabei um Ganglienzellen des Rückenmarkes oder etwa des Rautenhirnes handelt, kann ebensowenig wie die Frage der Dauer dieses „Latenzstadiums“ oder der Möglichkeit des Virusnachweises beantwortet werden. Bei tierexperimenteller Poliomyelitis wird im Zusammenhang mit paralytischen Infektionen meist über typische, aber milde entzündliche Prozesse des ZNS ohne nähere Angaben berichtet.
BODIAN (5) fand im Frühstadium menschlicher und tierexperimenteller Poliomyelitisinfektionen Ganglienzellschäden in Form von diffuser Chromatolyse der Nisslsubstanz, die ohne entzündliche Reaktion der Nachbarschaft auftreten konnten und deshalb als das Ergebnis einer direkten Virusaktivität angesehen werden. Dieser Befund, der nicht ohne Kritik geblieben ist (DÖRING, 12), läßt sich für die Teschener Krankheit nicht bestätigen.
Im paralytischen Infektionsstadium sind im Rückenmark die schwersten entzündlichen Veränderungen stets in den Ventralhörnern anzutreffen, wenn man von den noch nicht ausgeprägten Veränderungen des frühen Krankheitsstadiums bei den Tieren der Gruppe C absieht. Die in diesen Fällen geschilderte geringfügige Prozeßintensität, die ebenso nach i.n. wie nach i.m., i.v. und oraler Kontaktinfektion zu beobachten ist, möchten wir ähnlich den Verhältnissen nach i.c. Infektion auf eine vorzeitige Tötung der Versuchstiere zurückführen. Die Tatsache, daß mit geringen Virusdosen infizierte oder am 2. und 3. Krankheitstag getöteten Tiere der Gruppe C ebenso schwere Rückenmarksveränderungen wie die Tiere der A-Gruppe aufweisen, scheint diese Ansicht zu bestätigen. Vielleicht lassen sich unsere Beobachtungen bei den Tieren der C-Gruppe mit denen von KALM (35) vergleichen, der über menschliche Poliomyelitisfälle mit klinisch vorwiegend bulbären oder auf Lähmungen der oberen Extremitäten beschränkten Symptomen berichtet. Dabei fand sich eine geringe Prozeßintensität im unteren Rückenmark, und abschnittsweise konnten sogar allein die Dorsalhörner befallen sein, während die Ventralhörner frei blieben von entzündlichen Veränderungen. In mehr oder minder ausgeprägtem Maße werden außer den Ventralhörnern auch die mittlere Zone, die Seitenhörner, die Clarkeschen Säulen und am geringfügigsten die Dorsalhörner in Mitleidenschaft gezogen. Hier sind die entzündlichen Veränderungen aber, selbst wenn sie abschnittsweise eine größere Intensität erreichen, niemals kontinuierlich über ganze Segmente ausgedehnt. Diese entzündlichen Prozesse des Rückenmarkes unterscheiden sich nach DOBBERSTEIN (11), MANUELIDIS und Mitarbeitern (45) u. a. in ihrer Art und Lokalisation nicht von denen menschlicher und tierexperimenteller Poliomyelitisinfektionen. Letztere hatten SPIELMEYER (66) veranlaßt, von einem Befall der „vorderen zwei Drittel“ des Rückenmarkgraus zu sprechen. Nach Untersuchungen von KALM (36) besitzen die Läsionen der Ventralhörner die Eigentümlichkeit, sich vorzugsweise median zu lokalisieren und verzögert und mit geringerer Intensität über ventrale Zellgruppen die dorsolateralen Ganglienzellareale zu erreichen. Diese anhand eines umfangreichen menschlichen und tierexperimentellen Untersuchungsmateriales getroffene Feststellung kann, wie wir geschildert haben, bis zu einem gewissen Grade auch für das präparalytische

Infektionsstadium der Teschener Krankheit gelten. Im paralytischen Stadium ist dagegen auch bei systematischer Untersuchung zahlreicher Fälle aus den einzelnen experimentell und natürlich infizierten Tiergruppen keine Bevorzugung einzelner motorischer Ganglienzellgruppen der Ventralhornareale festzustellen, wenn dieses auch für Einzelfälle zutrifft. Das kurz nach dem Eintritt von Krankheitserscheinungen getötete Kontakttier Nr. 198 läßt z. B. eine ausgesprochene Bevorzugung der medialen Ventralhorngruppen im Bereich des Halsmarkes erkennen. Segmentweise können in den Ventralhörnern die ventrolateralen oder die dorsomedialen Gruppen betroffen sein oder einseitig die dorsolateralen und auf der anderen Seite die ventromedialen — abgesehen von dem häufig im Rückenmark zu beobachtenden asymmetrischen Befall einzelner oder mehrerer Abschnitte. Diese Halbseitenbetonung des entzündlichen Prozesses sieht JUNGEBLUT (33) wie schon erwähnt als Beweis für eine neurale Ausbreitung des Virus innerhalb des ZNS an. Auffallenderweise konnten wir diese asymmetrischen Läsionen nicht nur bei i.n. und i.c. infizierten Tieren nachweisen, sondern auch nach intralingualer, oraler und Kontaktinfektion sowie bei den i.v. infizierten Tieren der Gruppe B. Nach PETTE (54) kann bei menschlicher Poliomyelitis das gleichzeitige Auftreten verstreuter Veränderungen im Rückenmark nur durch eine hämatogene Invasion des ZNS angesehen werden. Tierexperimentelle Untersuchungen von VERLINDE und Mitarbeitern (69) zeigten dagegen 3 Tage nach dem letzten Tag der Virämie einen Befall des ZNS, so daß eine neurale, von den peripheren Ganglien ausgehende Virusinvasion angenommen wird. Ob eine dieser Aussagen für den Infektionsmechanismus der Teschener Krankheit zutrifft, kann nicht beantwortet werden. Im präparalytischen und frühen paralytischen Infektionsstadium nach i.n. Infektion entsteht allgemein der Eindruck einer von kranial nach kaudal fortschreitenden Prozeßverteilung im Rückenmark, die z. T. nach i.c. und intralingualer Infektion sowie mit einigen Vorbehalten auch bei den durch Kontakt und oral infizierten Tieren anzunehmen ist. Die in die Oberschenkelmuskulatur infizierten Tiere zeigen dagegen — wie wir schon ausführlich diskutiert haben — mit Ausnahme eines Tieres maximale entzündliche Veränderungen im Lumbal- und Sakralmark. Dieses trifft auch für die i.v. infizierten Tiere der Gruppe B zu. WENNER und KAMITSUKA (72) fanden bei vor dem Eintritt von Krankheitserscheinungen getöteten Cynomolgusaffen, die mit Poliomyelitisvirus in den Musculus gastrocnemius infiziert waren, stets Virus im Lendenmark. Ein dem Befall des Lendenmarkes vorausgehendes Stadium mit einer weiterverteilten Virusausbreitung in den Körpergeweben konnte jedoch nicht nachgewiesen werden, so daß auch diese Versuche keine genaue Aussage über den Viruswanderungsweg gestatten.

Die zwischen dem 5. bis 7. und 10. bis 11. Krankheitstag untersuchten Fälle, die entsprechend den unter Praxisverhältnissen infizierten Tieren starke Rückenmarksveränderungen mit besonderer Prozeßintensität im Lumbalmark zeigen, lassen bis zum 7. Krankheitstag frische Neuronophagieprozesse neben gliösen Restknötchen erkennen. Letztere sind gelegentlich noch am 10. und 11. Krankheitstag anzutreffen. 86 und 136 Tage nach Krankheitsbeginn ist außer größeren und kleineren Gefäßinfiltraten und selteneren Gliazellherdchen ein auffälliger Schwund großer motorischer Ganglienzellen besonders im Lendenmark zu verzeichnen. Nach WARBURG (71) sind gleiche, besonders im Lumbalmark lokalisierte Veränderungen bei mit Poliomyelitisvirus infizierten Affen zu sehen, die nach Eintritt des paralytischen Krankheitsstadiums 16 bis 136 Tage überlebten. Neuronophagien waren 41 bis 84 Tage und vereinzelt bis zu 204 Tagen feststellbar. Letztere Befunde können wir für die Teschener Krankheit nicht bestätigen.

Im Ganglion Gasseri und in den Spinalganglien, die sich 3 bzw. 8 Tage nach i.n. Infektion als infektiös erweisen, sind, wie wir geschildert haben, frühzeitig auftretende interstitielle Infiltrationen mit größter Vorsicht zu bewerten, da sie auch bei Tieren ohne entzündliche Läsionen des ZNS beobachtet werden können. Fast regelmäßig trifft diese Feststellung z. B. für Tiere zu, die nach einfacher Virusverfütterung nicht erkrankten und weder Spuren von Immunität noch histopathologische Veränderungen des ZNS erkennen lassen. FABER und Mitarbeiter (15) berichten über ähnliche Beobachtungen bei nichtinfizierten Affen nach mindestens zweiwöchigem Laboraufenthalt, und OPALSKI (50) weist auf die Schwierigkeiten der Beurteilung anscheinend histopathologischer Befunde im Ganglion Gasseri des Menschen hin. Die Anteilnahme der peripheren Ganglien (Ganglion Gasseri, Ganglion nodosum, Ganglion cervicale craniale, Ganglion coeliacum) am Infektionsprozeß wurde bei experimenteller Affenpoliomyelitis nach Verfütterung oder Einreibung des Virus in die Rachengegend von FABER und Mitarbeitern (16, 17, 18) systematisch untersucht: Entzündliche Veränderungen der Ganglien waren schon vom 2. Tag p.i. zu bemerken, während der Virusnachweis auch für das Blut erst vom 3. Tag p.i. an positive Befunde zeigte. In einer Versuchsreihe konnte allerdings eine Virämie vor dem Befall der Ganglien nachgewiesen werden. Letzteres stimmt mit den Ergebnissen ähnlicher Untersuchungen von VERLINDE und Mitarbeitern (69) und den neueren Anschauungen von SABIN (60) gut überein, die nach extraneuraler Virusvermehrung eine Infektion der peripheren Ganglien mit sekundär neuralem Befall des ZNS annehmen. FABER und Mitarbeiter halten dagegen die peripheren Ganglien für den Ursprungsort der Virämie. Andererseits lassen sich die peripheren Ganglien z. T. leicht durch eine zentrifugale Virusausbreitung vom ZNS infizieren (FABER und Mitarbeiter, 17; BODIAN, 7), was wir bei unseren i.c. infizierten Tieren für das Ganglion Gasseri ebenfalls demonstrieren konnten. Die Art und Lokalisation der entzündlichen Veränderungen im Ganglion Gasseri und in den Spinalganglien bei der Teschener Krankheit stimmt selbst im chronischen Infektionsstadium gut mit den Beobachtungen bei menschlicher und Affenpoliomyelitis überein. BAUMANN (4) hat jedoch darauf hingewiesen, daß die von KMENT (41) zuerst beschriebenen Veränderungen der Spinalganglien für die Teschener Krankheit nicht spezifisch, sondern z. B. auch bei Schweinepestinfektionen zur Beobachtung gelangen.

Es ist auffallend, daß die Veränderungen des Ganglion Gasseri nach oraler Infektion eine starke, nach i.v. Infektion dagegen nur eine mäßige Intensität erreichen. Dieser Befund scheint — abgesehen von der vorwiegenden Versorgung der Mundhöhle durch den N. trigeminus — wenig mit der Annahme im Einklang zu stehen, daß das Ganglion Gasseri von den peripheren Ganglien nach hämatogener Infektion einen Ausgangsort für den Befall des ZNS darstellen könnte. Ebensowenig erscheint dieses für die Kontaktinfektion denkbar, weil von den Trigeminuskernen nur der motorische Kern regelmäßig starke, aber erst spät auftretende Veränderungen zeigt. Es mag aber daran erinnert werden, daß das frühzeitig getötete Kontakttier Nr. 198 im Rautenhirn vornehmlich auf die Formatio reticularis beschränkte Veränderungen aufwies, außerdem einen einseitig maximalen Befall des Nucleus alaris und einzelne Neuronophagieprozesse im Nucleus ambiguus, Nucleus facialis und im Deitersschen Kern, der anatomisch mit zur Formatio reticularis gehört (CLARA, 10). Eine ähnliche Prozeßlokalisation mit Befall des Nucleus alaris oder mit stärkerem Betroffensein des Nucleus ambiguus hatte sich für die i.v und z. T. für die i.m. und eines der stumm infizierten Tiere ergeben, was eher für einen Viruseintritt über die Bahnen des N. vagus sprechen würde.

Abschließend ist zu sagen, daß wir bei unseren vorausgegangenen experimentellen Untersuchungen über den Wanderungsweg des Virus in der Meinung, den natürlichen Infektionsverhältnissen weitgehend gerecht zu werden, die i.n. Infektionsmethode gewählt hatten. Nach eingehender histologischer Untersuchung des ZNS der durch Kontakt erkrankten Tiere, bei denen uns besonders die minimalen oder fehlenden entzündlichen Veränderungen des Bulbus olfactorius und des Endhirnes auffielen, erschien uns die Annahme eines i.n. Infektionsweges zumindest für die von uns untersuchten natürlich infizierten Fälle nicht zutreffend. Andererseits ist von besonderem Interesse, daß gerade diese durch Kontakt infizierten Tiere bei Berücksichtigung des gesamten histopathologischen Bildes deutlichere Übereinstimmungen zur Poliomyelitis des Menschen als die experimentell i.n. oder i.c. infizierten Tiere zeigen. Die entsprechenden Veränderungen treten besonders im Rückenmark, im Rauten-, Mittel-, Zwischen- und Endhirn sowie im Bulbus olfactorius hervor. Die Abweichungen betreffen dagegen vor allem die ausgedehnten histopathologischen Prozesse der Kleinhirnrinde einschließlich der Pia mater sowie die stärkere Ausbreitung der entzündlichen Veränderungen in den späteren Krankheitstagen und das Fehlen eines regelmäßig auftretenden leukozytären Stadiums der Gewebsreaktion. Die Beteiligung von Polynukleären am Entzündungsprozeß bei der Teschener Krankheit ist jedoch nicht grundsätzlich ausgeschlossen (s. o. ihr gelegentliches Vorkommen bei Veränderungen im Bulbus olfactorius und u. a. im Lendenmark nach Infektion der Versuchstiere in die Hinterschenkelmuskulatur). Es sei in diesem Zusammenhang auch auf die Untersuchungen von KÖTSCHE (43a) über die extraneurale Infektion der Saugferkel mit dem Virus der Teschener Krankheit hingewiesen. Bei neugeborenen Ferkeln, die noch keine Muttermilch erhalten hatten, wurde durch intraperitoneale Infektion ein schwerer Krankheitsverlauf erzeugt. Dabei konnten starke parenchymale Veränderungen in Form von leukozytären Neuronophagien im Rückenmark beobachtet werden. MANUELIDIS, HORSTMANN und SPRINZ (45) haben bei vergleichenden histologischen Untersuchungen (experimentell infizierter Tiere) festgestellt, daß der Prozeß der Teschener Krankheit viel massiver wirkt. Sie kommen zu dem Schluß, daß es sich bei der Teschener Krankheit und der Poliomyelitis unter Berücksichtigung aller Gesichtspunkte um verschiedene leicht unterscheidbare Erkrankungen handelt. Diese Differenzen im histologischen Bild möchten wir in Übereinstimmung mit GARD (23) eher auf Unterschiede in der Reaktionsweise des Wirtes zurückführen als auf unterschiedliche Eigenschaften der Virusstämme, was in gleicher Weise für das klinische Bild gelten mag.

In diesem Zusammenhang sei ferner darauf hingewiesen, daß das Poliomyelitisvirus und das Virus der Teschener Krankheit in ihrem epidemiologischen Verhalten sowie in ihren morphologischen und biologischen Eigenschaften Ähnlichkeiten zeigen, die die Einordnung des Teschener Virus in die Familie der Poliomyelitisvirusarten (JUNGEBLUT, 34; MOLLARET, 48) veranlaßt haben. Dabei sind beide Erreger durch ihre unterschiedliche Antigenstruktur und die Monopathogenität des Teschener Virus für seinen natürlichen Wirt deutlich voneinander abzugrenzen.

Wie wir dargelegt haben, ist nach i.n. Infektion eine Viruswanderung über die Olfactoriusbahn wahrscheinlich, während diese Annahme für unsere durch Kontakt infizierten Tiere nicht zutreffend scheint. Ob es sich hier um eine orale — der Poliomyelitisinfektion des Menschen vergleichbare — Infektion handelt, wobei ein Viruseintritt in das ZNS über periphere vegetative und sensible Ganglien oder etwa über die Bahnen des N. vagus erfolgt, kann nicht beantwortet werden. Es spricht von unseren Befunden wenigstens keiner gegen diese Annahme. Auch für die experimentell oral infizierten Tiere, bei denen keine histologischen Wegspuren einer i.n. Infektion nachzuweisen sind, und für die i.m. Infektion, bei Ausnahme der intralingual infizierten Fälle mit entzündlichen Veränderungen im Sinne einer direkten Nerven-Viruspassage, lassen sich keine Angaben über die Art und Weise der Infektion ermitteln. Es erscheint uns jedoch von besonderem Interesse, daß wir in weiterer Analogie zur menschlichen Poliomyelitis bei 2 oral infizierten Tieren den direkten Nachweis von Virus im Blut während des frühen Inkubationsstadiums erbringen konnten. Diese Untersuchungen sollen aber Gegenstand einer anderen Arbeit sein. Bei der Mehrzahl der in die Oberschenkelmuskulatur infizierten Tiere lassen die maximalen entzündlichen Prozesse des Lendenmarkes mit Anwesenheit polymorphkerniger Leukozyten an einen neuralen Viruswanderungsweg denken. Für die i.v. und stumme Infektion kann ebenfalls keine Aussage über die Eintrittspforte der Infektion gemacht werden, wenn auch übereinstimmende histopathologische Befunde des Rautenhirnes auf einen mit der natürlichen Infektion und einem Teil der i.m. infizierten Tiere gemeinsamen Infektionsmodus hindeuten.

ZUSAMMENFASSUNG

1. Es wird über systematische histologische Untersuchungen des ZNS von 240 mit dem Virus der Teschener Krankheit infizierten Schweinen berichtet, die nach natürlicher oder unterschiedlicher experimenteller Infektion im präparalytischen oder paralytischen Infektionsstadium zur Tötung gelangten. Für die Untersuchungen wurden 3 verschiedene Virus-Laboratoriumsstämme und 1 aus Praxismaterial isolierter Stamm verwendet.

2. Nach intranasaler Infektion können zwischen 24 und 48 Stunden bis zu 5 Tagen p. i. initiale histopathologische Veränderungen, verbunden mit dem ersten Virusnachweis, allein für den Bulbus olfactorius festgestellt werden. Diese frühen entzündlichen Prozesse bestehen in lymphozytär-infiltrativen Vorgängen an den Gefäßen, während eine leukozytäre Phase der entzündlichen Kreislaufstörungen in allen Stadien des Infektionsablaufes nicht zu beobachten ist. 6 Tage p. i. läßt sich bereits eine kontinuierliche Ausbreitung von Virus und entzündlichen Veränderungen über End-, Zwischenhirn und den Hirnstamm bis in das Lendenmark unter Umgehung des Kleinhirns verfolgen. Dieses wird erst verhältnismäßig spät am Ende des präparalytischen Stadiums in Mitleidenschaft gezogen, wenn in seinen Hauptzügen das für die Teschener Krankheit charakteristische histopathologische Bild schon vorhanden ist. Im paralytischen Infektionsstadium müssen der Bulbus olfactorius, die Brücke, das verlängerte Mark, das Kleinhirn und das Rückenmark als Prädilektionsstellen des histopathologischen Prozesses angesehen werden.
Die intracerebrale Infektion zeigt gegenüber der i. n. keinen wesentlichen Unterschied, wenn auch infolge der vorzeitigen Tötung der klinisch schwer erkrankten Versuchstiere z. B. der Bulbus olfactorius oder das Rückenmark unverändert bleiben können.

3. Bei den durch Kontakt infizierten Tieren ist das Fehlen entzündlicher Veränderungen im Bulbus olfactorius und im Endhirn (von geringfügigen Ausnahmen abgesehen) sowie eine verminderte Prozeßintensität der Kleinhirnveränderungen als wichtiger Unterschied gegenüber der i. n. Infektion zu verzeichnen. Diese Verhältnisse, die auch für die experimentell intramuskulär und intravenös sowie für die Mehrzahl der oral infizierten Tiere zutreffen, werden einer ausführlichen Darstellung und Diskussion unterzogen.
Die Ursachen für die gleichfalls bei den natürlich infizierten Tieren feststellbare geringe Intensität der Rückenmarksveränderungen, die sich selten bei den unter

Praxisverhältnissen erkrankten Tieren findet, wird, unterstützt von anderen Beobachtungen, durch die starke Virulenz des infizierenden Virusstammes und eine damit verbundene frühzeitige Tötung der Versuchstiere erklärt.

4. Im Rautenhirn sind nach intravenöser Infektion vornehmlich auf die Formatio reticularis beschränkte entzündliche Prozesse zu beobachten, während die großen Hirnnervenkerngebiete weitgehend verschont bleiben. Diese Prozeßlokalisation, die auch bei stumm infizierten Tieren z. T. nach intramuskulärer Infektion und bei einem kurz nach Eintritt von Krankheitserscheinungen getöteten Kontakttier anzutreffen ist, erscheint uns im Hinblick auf die Frage einer hämatogenen Phase der Virusausbreitung mit sekundär neuralem Befall des ZNS auf dem Wege über die peripheren Ganglien von größter Bedeutung.

5. Im Zusammenhang mit den histopathologischen Wegspuren der Infektion werden die Fragen der Eingangspforte, der Virusvermehrung und -ausbreitung usw. sowie die von anderen Untersuchern hervorgehobenen Differenzen zwischen der Teschener Krankheit und der menschlichen Poliomyelitis besprochen. Es kann dabei gezeigt werden, daß einerseits weitere experimentelle Untersuchungen erforderlich sind und daß andererseits die o. a. Unterschiede bei natürlicher Infektion weniger ausgeprägt in Erscheinung treten als bei experimenteller i. n. oder i. c. Infektion. Abgesehen von den Übereinstimmungen und Abweichungen des histologischen und des klinischen Bildes bei der Teschener Krankheit und der Poliomyelitis weisen beide Erreger in ihrem epidemiologischen Verhalten und in ihren biologischen Eigenschaften Ähnlichkeiten auf, die die Einordnung des Virus der Teschener Krankheit in die Familie der Poliomyelitisvirusarten rechtfertigen.

SUMMARY

1. This paper reports a systematical study of the neuropathology of Teschen disease with 240 pigs after natural or different experimental infection. The animals were sacrificed at different stages of the preparalytic or paralytic infection. Three laboratory strains of virus and one strain isolated from natural cases were employed.

2. Only in the olfactory bulbs initial histopathologic lesions associated with the first demonstration of virus were found within 24 and 48 hours up to five days after intranasal infection. The initial lesions consisted in lymphocytic infiltration around the vessels. Vascular inflammatory infiltrations composed of polymorphonuclear leukocytes were missed in all stages of the disease. 6 days after infection a continous spread of virus and histopathological lesions over the telencephalon, diencephalon and brainstem to the lumbar cord has taken place without involvement of the cerebellum. The latter revealed lesions at the end of the preparalytic stage. At this time the characteristic morphologic features of the disease were almost present.

In the paralytic disease the most serverely involved areas were the olfactory bulbs, pons, medulla, cerebellum and cord.

There were no striking differences between the intranasal and intracerebral inoculation with the exception of occasional absence of neuronal changes in the olfactory bulbs and cord of animals killed with severe clinical signs at early time of the paralytic disease.

3. In naturally infected animals the absence of inflammatory changes was in the olfactory bulbs and telencephalon and a diminished intensity of lesions in the cerebellum in contradistinction to intranasal infection. The same pattern of histopathologic lesions we observed in intramuscular, intravenous and in most orally inoculated pigs. This findings were studied in detail and discussed.

In naturally infected cases minimal involvement of the cord was seen at times. This is rare under field conditions. The cause has been discussed.

4. After intravenous infection inflammatory changes of the rhombencephalon were localized chiefly in the formatio reticularis. Conversely the pontine and bulbar nuclei were only slightly altered. A corresponding distribution of lesions was found in animals harboring latent infection, after intramuscular inoculation and in one naturally infected pig which was sacrificed at the beginning of paralytic disease. This arrangement of lesions seems to us of great importance in

view of a haematogenous virus phase with secondary neural involvement of the CNS via peripheral ganglia.

5. The histological pattern of Teschen disease in the light of the portal of entry, multiplication and distribution of virus and differences to the poliomyelitis in man were discussed. We conclude that further experimental studies are necessary. Our findings in naturally infected pigs revealed a somewhat more close resemblance to poliomyelitis in man than experimental intranasal or intracerebral inoculated animals have done it.
Besides that there are differences and similarities between Teschen disease and poliomyelitis in man both viruses possess similarities in their epidemiologic and biological properties. This seems to justify the position of the virus of Teschen disease among the family of poliomyelitis viruses.

РЕЗЮМЕ

1. В работе докладывают о систематических гистологических исследованиях центральной нервной системы (цнс) на 240 зараженных тешенской болезнью (Polioencephalomyelitis enzootica suum) свиньях, которые после естественного или различным образом проведенного экспериментального заражения были забиты в препаралитической или паралитической стадии инфекции. Для исследования использовались три различных лабораторных штамма вирусов и один штамм, изолированный из полученного в производстве материала.

2. При инфекции в полости носа первичные гистологические изменения одного только Bulbus olfactorius можно обнаружить между 24 и 48 часами и до 5 дней после инфекции, вместе с первым нахождением вирусов. Эти ранние воспалительные процессы состоят в лимфоцитарно-инфильтративных процессах на сосудах, в то время, как во всех стадиях инфекции лейкоцитарная фаза воспалительных нарушений кровообращения не наблюдается. 6 дней после инфекции уже можно проследить за непрерывным распространением вируса и воспалительных изменений по конечному и промежуточному мозгу, по мозговому стволу до поясничной части спинного мозга, за исключением мозжечка. Мозжечок заболевает лишь сравнительно поздно, в конце препаралитической стадии, когда имеется уже гистопатологическая картина, в основном характерная для тешенской болезни. В паралитической стадии инфекции излюбленными местами гистопатологического процесса нужно считать Bulbus olfactorius, мостик, продолговатый мозг, мозжечок и спинной мозг.

Внутримозговая инфекция мало отличается от инфекции в носовой полости, хотя напр. Bulbus olfactorius или спинной мозг могут оставаться без изменения в связи с преждевременным умерщвлением клинически тяжело заболевших подопытных животных.

3. У животных, зараженных путем контакта, важным отличием по сравнению с заражением в полости носа является отсутствие воспалительных изменеий в Bulbus olfactorius и в конечнем мозгу (за незначительными исключениями), а также меньшая интенсивность процесса изменений мозжечка. Детально излагаются и обсуждаются условия, относящиеся и к животным, экспериментально зараженным внутримышечно и внутривенно, а также к большинству животных, зараженных через рот.

Встречающаяся также у естественно зараженных животных незначительная интенсивность изменений спинного мозга, которая редко встречается у животных, заболевших в условиях практики, объясняемся и на основании других наблюдений сильной вирулентностью инфицирующего типа вирусов, а также связанным с этим преждевременным умерщвлением подопытных животных.

4. В ромбовидном мозгу после внутривенной инфекции наблюдаются воспалительные процессы, ограничивающиеся преимущественно на Formatio reticularis, в то время как большие зоны ядер черепных нервов в большинстве случаев, не поражаются. Эта локализация процесса, встречающаяся также после немой, частично после внутримышечной инфекции животных, а также у контактного животного, умерщвленного короткое время после наступления болезненных явлений, по нашему имеет большое значение ввиду вопроса кроветворной фазы распространения вирусов со вторичным невральным заражением центральной нервной системы через периферические нервные узлы.

5. В связи с гистопатологическими следами инфекции обсуждаются вопросы входных ворот инфекции, размножения и распространения вирусов и т. д., а также подчеркнутые другими исследователями разницы между тешенской болезнью и полиомиелитом человека. При этом можно показать, что с одной стороны необходимы еще дальнейшие экспериментальные исследования, а с другой вышеуказанные разницы при естественной инфекции менее ярко выражены, чем при экспериментальной внутримозговой или инфекции через полость носа. Помимо совпадений и расхождений в гистопатологической и клинической картине тешенской болезни и полиомиелита, оба возбудителя сходны между собой по своему эпидемиологическому поведению и биологическим особенностям, что оправдывает определение вируса тешенской болезни в семейство вирусов полиомиелита.

LITERATURVERZEICHNIS

(1) BAKER, A. B., S. CORNWELL and I. A. BROWN: Poliomyelitis. VI. The Hypothalamus. Arch. Neurol. Psychiat. (amer.) 1952, **68**, 16.

(2) BAKER, A. B., H. A. MATZKE and J. R. BROWN: Poliomyelitis. III. Bulbar Poliomyelitis: A study of medullary function. Arch. Neurol. Psychiat. (amer.) 1950, **63**, 257.

(3) BARNHART, M., R. RHINES, J. C. McCARTER, and H. W. MAGOUN: Distribution of lesions of the brainstem in poliomyelitis. Arch. Neurol. Psychiat. (amer.) 1948, **59**, 368.

(4) BAUMANN, R.: Die histologische Diagnose der Teschener Schweinelähmung. Berliner u. Münchner tierärztl. Wschr. 1940, **19**, 217.

(5) BODIAN, D.: Histopathologic basis of clinical findings in poliomyelitis. Amer. J. Med. 1949, **6**, 563.

(6) Ders.: Experimental studies on passive immunization against poliomyelitis. Amer. J. Hyg. 1951, **54**, 132.

(7) Ders.: A reconsideration of the pathogenesis of poliomyelitis. Amer. J. Hyg. 1952, **55**, 414.

(8) Ders.: Experimental evidence on the cerebral origin of muscle spasticity in acute poliomyelitis. Proc. Soc. Exper. Biol. Med. 1946, **61**, 170.

(9) BODIAN, D., and H. A. HOWE: An experimental study of the role of neurones in the dissemination of poliomyelitis virus in the nervous system. Brain 1940, **63**, 135.

(10) CLARA: Das Nervensystem des Menschen. 1953, 2. Aufl., S. 327, Leipzig, Ambrosius Barth.

(11) DOBBERSTEIN, J.: Histopathologie des Zentralnervensystems bei der Poliomyelitis des Schweines (ansteckende Schweinelähme, Teschener Krankheit). Z. f. Infektionskrankheiten der Haustiere 1943, **59**, 54.

(12) DÖRING, G.: Pathologische Anatomie des Nervensystems bei Viruskrankheiten. Dt. Z. Nervenheilkde. 1952, **167**, 482.

(13) EVANS, C. A., and K. R. CUNDY: Poliomyelitis virus in the central nervous systems of mice during prolonged incubation periods. J. Immunol. 1956, **77**, 213.

(14) FABER, H. K., and L. P. GEBHARDT: Localization of the virus of poliomyelitis in the central nervous system during the preparalytic period after intranasal instillation. J. exper. Med. 1933, **57**, 933.

(15) FABER, H. K., R. J. SILVERBERG and L. DONG: Studies on entry and egress of poliomyelitic infection. IV. Atraumatic oral entry: distribution of lesions and virus during the incubation period: with notes on asymptomatic poliomyelitis. J. exper. Med. 1951, **93**, 455.

(16) Dies.: Studies on entry and egress of poliomyelitic infection. V. Entry after simple feeding: with notes on viremia. J. exper. Med. 1953, **97**, 69.

(17) Dies.: Studies on entry and egress of poliomyelitic infection. VI. Centrifugal spread of the virus into peripheral nerve: with notes on its possible implications. J. exper. Med. 1953, **97**, 455.

(18) Dies.: Studies on entry and egress of poliomyelitic infection. VII. Early lesions in peripheral ganglia after simple feeding: with comments on the possible value of immunization in preventing neural entry. J. exper. Med. 1954, **100**, 321.

(19) Dies.: Studies on entry and egress of poliomyelitic infection. VIII. The relation of viremia to invasion of the central nervous system. J. exper. Med. 1955, **101**, 383.

(20) FISCHER, K., und H. RÖHRER: Untersuchungen über den Wanderungsweg des Virus der Schweinelähmung. I. Lokalisation des Virus im Zentralnervensystem nach intranasaler Infektion. Arch. exp. Veter.-Med. 1956, **9**, 231.

(21) FORTNER, J.: Experimentelle Untersuchungen über die ansteckende Schweinelähme. Z. f. Infektionskrankheiten d. Haustiere 1942, **59**, 81.

(22) Ders.: Über die ansteckende Schweinelähme, eine der menschlichen Poliomyelitis ähnliche Seuche. Arch. exp. Veter.-Med. 1956, **10**, 713.

(23) GARD, S.: Studies on the virus of encephalomyelitis enzootica suis (Teschen Disease). Excretion of virus after oral infection. Arch. Virusforsch. 1952, **4**, 3.

(24) GRAU, H.: Zur Diagnosenstellung bei ansteckender Schweinelähme in den Veterinäruntersuchungsämtern. Berliner u. Münchner tierärztl. Wschr. 1941, **8**, 85.

(25) HARBITZ, F., und O. SCHEEL: Pathologisch-anatomische Untersuchungen über akute Poliomyelitis und verwandte Krankheiten. 1907, Christiania.

(26) HECKE, F.: Eine Methode zur Auswertung quantitativer Tierversuche zwecks Errechnung stummer Infektionen bei der ansteckenden Schweinelähmung (Teschener Krankheit) und ihre praktische Bedeutung. Arch. exp. Veter.-Med. 1952, **6**, 308.

(27) Ders.: Das Virus, die Epidemiologie und Bekämpfung der ansteckenden Schweinelähmung. Arch. exp. Veter.-Med. 1956, **10**, 720.

(28) HENLE, G., and W. HENLE: Studies on the toxicity of influenza virus. I. The effect of intracerebral injection of influenza viruses. J. exper. Med. 1946, **84**, 623.

(29) HOFFMANN, G.: Topographischer und zytologischer Atlas der Medulla oblongata vom Schwein und Hund. Wiss. Abhandlungen der Dt. Akad. Landwirtsch.-Wiss. **9**, Berlin 1955, Akademie-Verlag.

(30) HORANYI-HECHST, B.: Zur Histopathologie der menschlichen Poliomyelitis acuta anterior. Dt. Z. Nervenheilkde. 1935, **137**, 1.

(31) HOWE, H. A., and D. BODIAN: Poliomyelitis in the cynomolgus monkey following oral inoculation. Amer. J. Hyg. 1948, **48**, 99.

(32) HUBRIG, T., und H. OHDER: Ansteckende Schweinelähmung in Thüringen. Mh. Veter.-Med. 1954, **9**, 173.

(33) JUNGEBLUT, C. W.: Newer knowledge on the pathogenesis of poliomyelitis. J. Pediatr. 1950, **37**, 109.

(34) Ders.: Problems of classification of poliomyelitis viruses. J. Pathol. 1951, **52**, 18.

(35) KALM, H.: Zur Topik des anatomischen Prozesses bei der Heine-Medinschen Krankheit. Dt. Z. Nervenheilkde. 1950, **164**, 93.

(36) Ders.: Zum Verständnis des Lähmungsverlaufes bei der Heine-Medinschen Krankheit. Dt. Z. Nervenheilkde. 1952, **167**, 187.

(37) Ders.: Zur histologischen Diagnose Poliomyelitis im Tierexperiment. Arch. Virusforsch. 1955, **6**, 183.

(38) KAPLAN, M., and J. MELNICK: The intracellular localization of poliomyelitis virus. J. exper. Med. 1955, **97**, 91.

(39) KAPLAN, M., and D. R. MERANZE: Porcine virus encephalomyelitis and its possible biological relationship to human poliomyelitis. Veter.-Med. 1948, **43**, 330.

(40) KINO, F.: Die Poliomyelitis des Hirnstammes (Zur Lehre von der Pathoklise). Z. Neurol. Psychiat. 1928, **118**, 332.

(41) KMENT, A.: Zur Histopathologie des Zentralnervensystems bei der Teschener Schweinelähmung (Meningo-Encephalomyelitis enzootica suum). Wiener tierärztl. Mschr. 1940, **27**, 83, 102.

(42) Ders.: Die Teschener Lähmung und der Humanmediziner. Med. Klin. 1940, **28**, 769.

(43) KÖRNYEY, S., und P. ELEK: Histologische Untersuchungen zur Pathogenese und Pathophysiologie der Teschener Krankheit (ansteckende Schweinelähmung). Acta Veter. Hung. 1952, **2**, 143.

(43a) KÖTSCHE, W.: Die extraneurale Infektion der Saugferkel mit dem Virus der infektiösen Schweinelähmung. Arch. exp. Veterinärmed. **11**, 741 (1957).

(44) MANUELIDIS, E., D. HORSTMANN und H. SPRINZ: Pathology of Teschen Disease (Virus encephalomyelitis of swine). Amer. J. Pathol. 1954, **30**, 567.

(45) Dies.: Zur Histopathologie und Topik der experimentellen Teschener Krankheit (Virus-Encephalomyelitis des Schweines). Arch. Psychiat. Neurol. 1952, **189**, 208.

(46) MATZKE, H. A., and A. B. BAKER: Poliomyelitis. V. The pons. Arch. Neurol. Psychiat. (amer.) 1952, **68**, 1.

(47) MELNICK, J., and H. MAGNUS: Comparative susceptibility of cynomolgus and other monkey species to poliomyelitis virus by the intracerebral and oral routes. Amer. J. Hyg. 1948, **48**, 107.

(48) MOLLARET, P.: Le démembrement de „La Poliomyélite". Presse medicale 1950, **11**, 1255.

(49) NORDMANN, J., und A. MÜLLER: Über die Lage eines blutdruckregulierenden Zentrums in der Medulla oblongata. Klin. Wschr. 1932, **33**, 1371.

(50) OPALSKI, A.: Zur normalen und pathologischen Anatomie des Ganglion Gasseri. Z. Neurol. 1930, **124**, 329.

(51) PEERS, J. H., and R. D. LILLIE: The topographic pathology of the cerebral lesion of acute poliomyelitis in man. I. The Medulla oblongata. Amer. J. Pathol. 1949, **25**, 725.

(52) PETERS G.: Zur Anatomie der Poliomyelitis 1937/38. Med. Welt 1938, **12**, 875.

(53) PETTE, H.: Die akut entzündlichen Erkrankungen des Nervensystems. 1942, Leipzig, Verl. Georg Thieme.

(54) Ders.: Die Klinik der Viruskrankheiten des Zentralnervensystems. D. Z. Nervenheilkde. 1952, **167**, 459.

(55) PETTE, H., H. DEMME und S. KÖRNYEY: Studien über experimentelle Poliomyelitis. D. Z. Nervenheilkde. 1932, **128**, 125.

(56) POETSCHKE, G.: Zur Theorie provozierender und disponierender Faktoren bei der Poliomyelitis. Klin. Wschr. 1956, 284.

(57) ROBERTSON, E. G.: An examination of the olfactory bulbs in fatal cases of poliomyelitis during the Victorian epidemic of 1937—1938. Med. J. Australia 1940, **1**, 156.

(58) RÖHRER, H.: Die Histopathologie des Zentralnervensystems bei der spinalen Mäuselähmung (Poliomyelitis murium). Virchows-Arch. 1944, **312**, 740.

(59) SABIN, A. B.: The olfactory bulbs in human poliomyelitis. Amer. J. Dis. Child. 1940, **60** 1313,.

(60) Ders.: Pathogenesis of poliomyelitis. Science 1956, **123**, 1151.

(61) SABIN, A. B., and P. K. OLITSKY: Fate of nasally instilled poliomyelitis virus in normal and convalescent monkeys with special reference to the probleme of host to host transmission. J. exper. Med. 1938, **68**, 39.

(62) SABIN, A. B., and R. WARD: The natural history of human poliomyelitis. I. Distribution of virus in nervous and non-nervous tissues. J. exper. Med. 1941, **73**, 771.

(63) SEIFRIED, O.: Pathologie neurotroper Viruskrankheiten der Haustiere (mit Berücksichtigung der vergleichenden Pathologie). Erg. allg. Path. 1931, **24**, 554.

(64) SEIFRIED, O., und H. SPATZ: Die Ausbreitung der encephalitischen Reaktion bei der Bornaschen Krankheit der Pferde und deren Beziehungen zu der Encephalitits epidemica der Heine-Medinschen Krankheit und der Lyssa des Menschen. Z. Neurol. Psychiat. 1930, **124**, 317.

(65) STIEFLER, G., und E. SCHENK: Klinische und anatomische Beobachtungen über die Heine-Medinsche Krankheit und deren Beziehungen zur Economoschen Krankheit. Dt. Z. Nervenheilkde. 1933, **130**, 68.

(66) SPIELMEYER, W.: Zur Histologie und Pathogenese der Poliomyelitis. Z. Neurol. Psychiat. 1932, **142**, 159.

(67) SWAN, C.: The anatomical distribution and character of the lesions of poliomyelitis. Austral. J. exper. Biol. Med. Sci. 1939, **17**, 245.

(68) VERLINDE, J. D.: An experimental study on the effect on immunization with T. A. B. and pertussis vaccine and alum-precipitated diphtheria toxoid on the centripetal and centrifugal neural spread of poliomyelitis virus. Arch. Virusforsch. 1952, **4**, 561.

(69) VERLINDE, J. D., A. KRET and R. WYLER: The distribution of poliomyelitis virus in cynomolgus monkeys following oral administration, tonsillectomy, and intramuscular injections of diphtheria toxoid. Arch. Virusforsch. 1955, **6**, 175.

(70) VIMTRUP, Bj.: On the pathology of poliomyelitis with a brief account of histological examinations of 115 fatal cases. Acta Path. Microbiol. Scand., 1956, Suppl. **111**, 27.

(71) WARBURG, B.: Experimental poliomyelitis. Arch. Neurol. Psychiat. (amer.) 1931, **25**, 1911.

(72) WENNER, H. A., und P. KAMITSUKA: Further observations on the widespread distribution of poliomyelitis virus in body tissues following intramuscular inoculation of cynomolgus monkeys. Virology 1956, **2**, 83.

(73) WICKMAN, I.: Zit. n. BARNHART und Mitarb. (3).

BILDTAFELN

ZU DEN ABBILDUNGEN

Als Vorlage für die Zeichnungen dienten Gehirn und Rückenmark eines 6 Wochen alten Schweines. Die Größenverhältnisse entsprechen 2-, 3,5- oder 8fachen Vergrößerungen. Kerngebiete u. a. wurden schematisch eingezeichnet.

Rote Punkte stellen vaskuläre sowie gliöse Infiltrationen dar.

Schwarze Dreiecke bedeuten Neuronophagien.

Alle Mikrophotogramme wurden mit dem Panphot Leitz angefertigt.

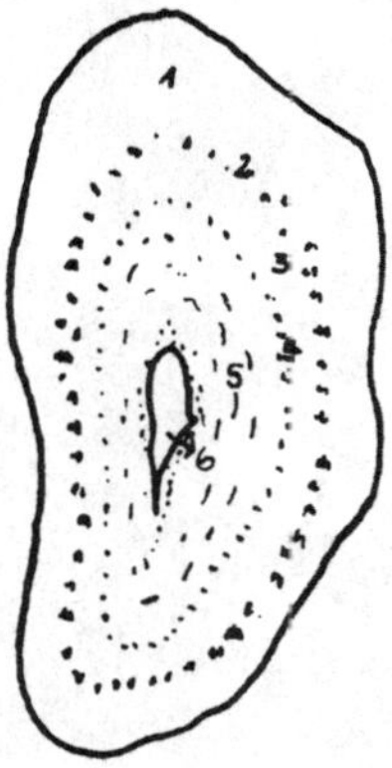

Bulbus olfactorius: *1* **Schicht der superfiziellen Olfactoriusfasern;**
2 **Glomerula olfactoria;**
3 **Molekularschicht;**
4 **Mitralzellenschicht;**
5 **Körnerschicht und weiße Substanz;**
6 **Bulbusventrikel**

Bulbus olfactorius

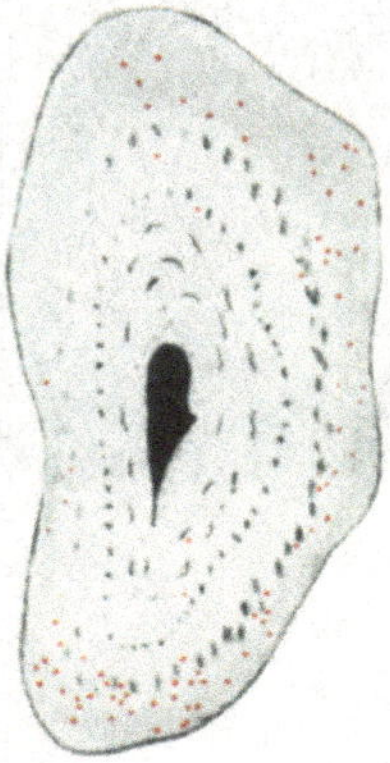

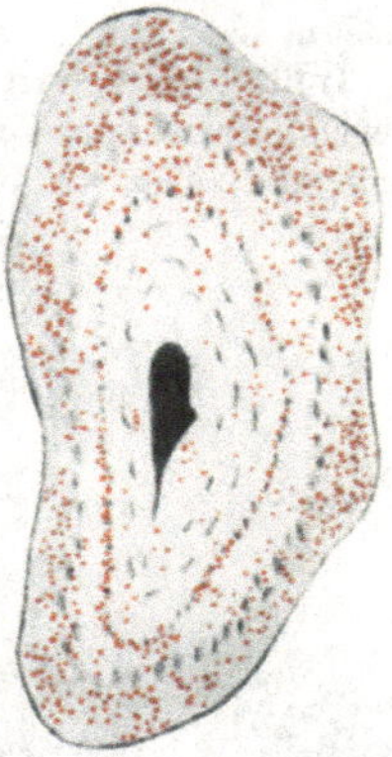

Präparalytisches Stadium Intranasale Infektion

Abb. 1. 24 Std. bis 5 Tage p. i.

Abb. 2. 6 bis 13 Tage p. i.

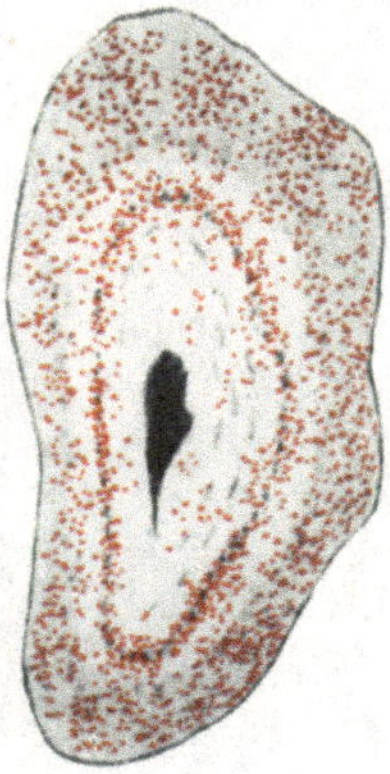

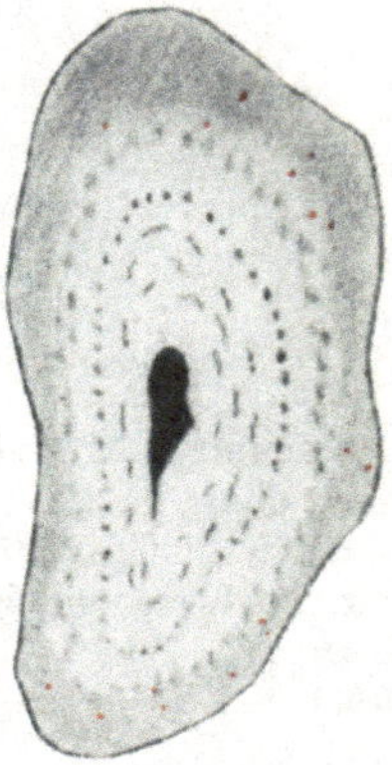

Paralytisches Stadium

Abb. 3. Intranasale Infektion

Abb. 4. Kontaktinfektion

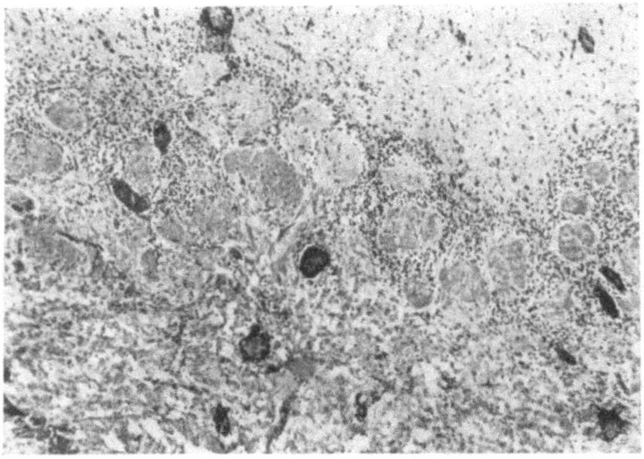

Abb. 5. Bulbus olfactorius, i. n. Infektion, 3 Tage p. i. Vaskuläre Infiltrate vorwiegend im Bereich der Fila olfactoria superficialis; Tier Nr. 14 (Vergr. 80×)

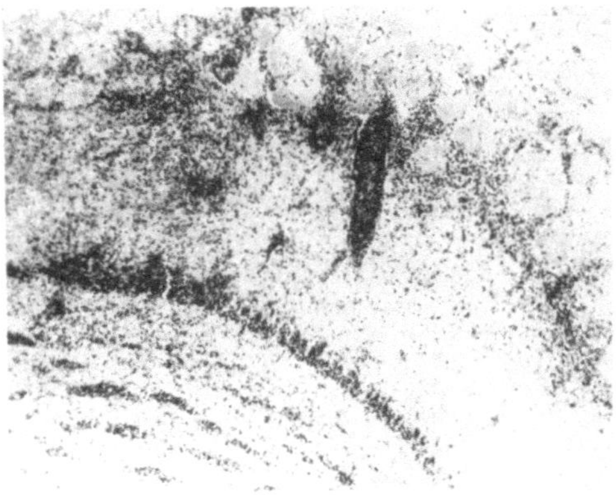

Abb. 6. Bulbus olfactorius, i. n. Infektion, 6 Tage p. i. Vaskuläre und gliöse Infiltrate in allen Schichten; Tier Nr. 26 (Vergr. 60×)

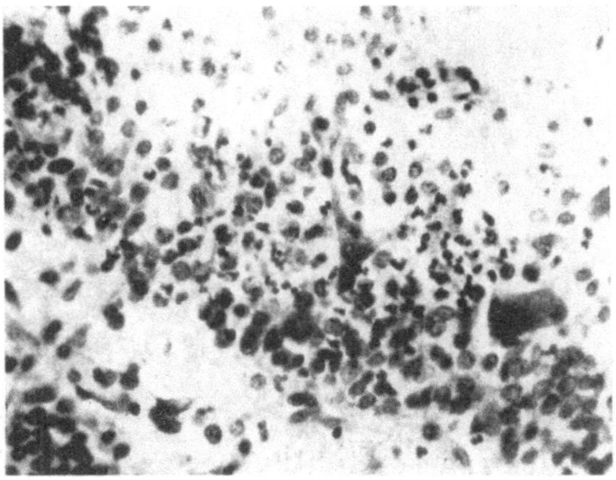

Abb. 7. Ausschnitt Abb. 6 Gliös-mesenchymale Infiltrate in der Mitralzellenschicht mit Anwesenheit polymorphkerniger Leukozyten (Vergr. 370×)

Nasales Endhirn

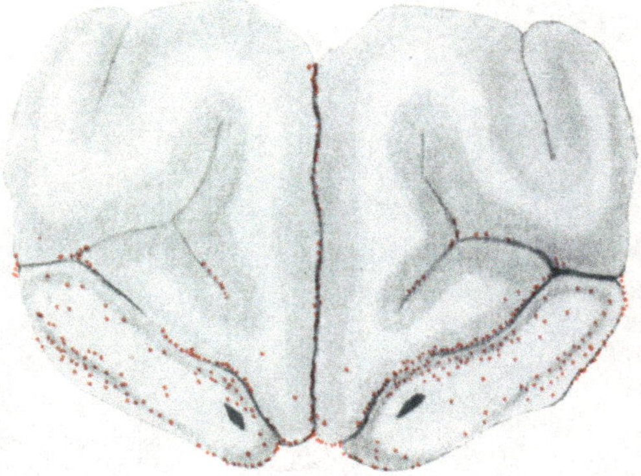

Abb. 8. I. n. Infektion, präparalytisches Stadium

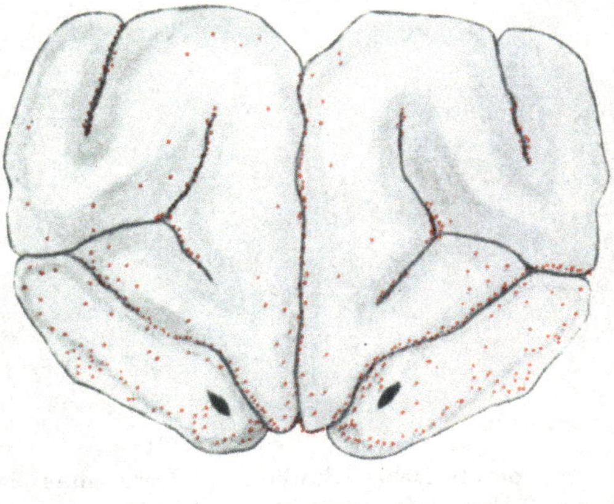

Abb. 9. I. n. Infektion, paralytisches Stadium; Gruppe A u. B

Nasales Endhirn

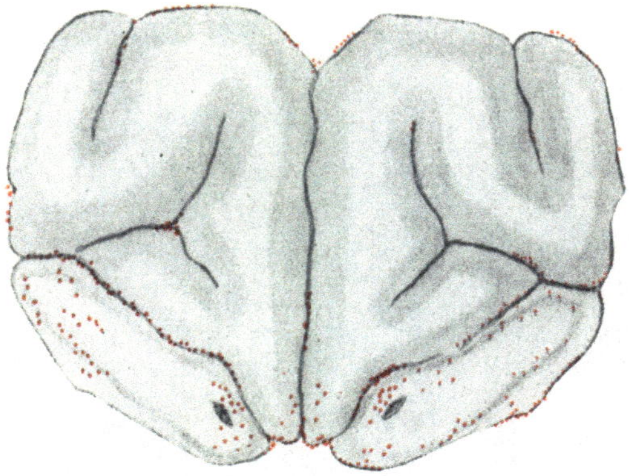

Abb. 10. I. n. Infektion, paralytisches Stadium; Gruppe C

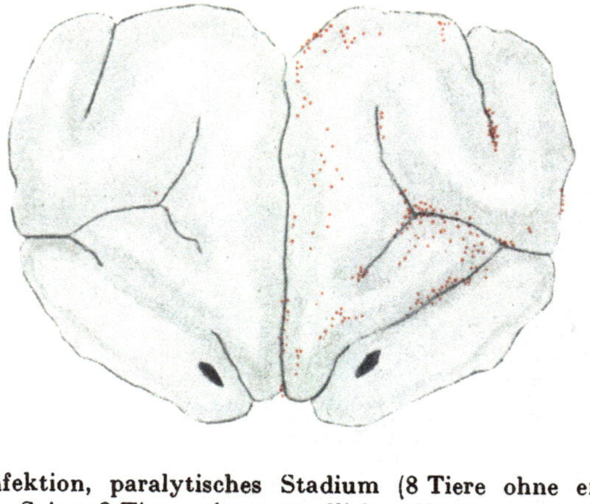

Abb. 11. Kontaktinfektion, paralytisches Stadium (8 Tiere ohne entzündliche Veränderungen = linke Seite; 2 Tiere mit entzündlichen Veränderungen = rechte Seite)

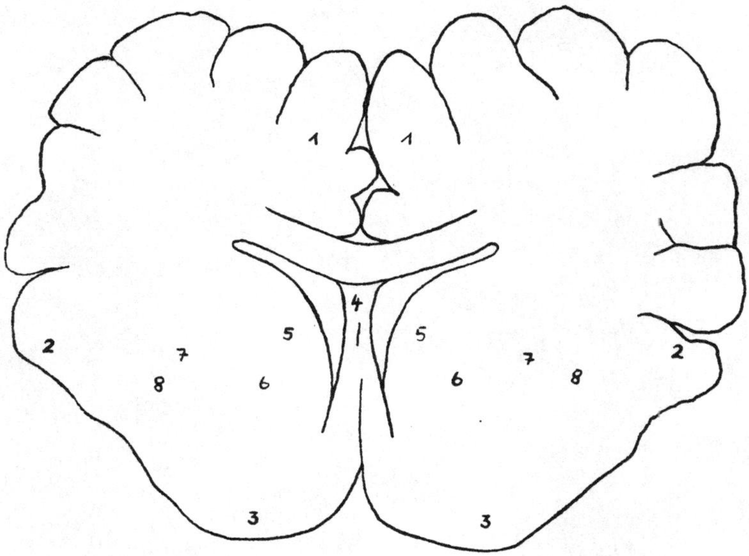

1 **Dorsale Großhirnrinde;**

2 **Ventrolaterale Rinde;**

3 **Basale Rinde;**

4 **Septum pellucidum;**

5 **Nucleus caudatus;**

6 **Capsula interna;**

7 **Putamen;**

8 **Capsula externa**

Endhirn

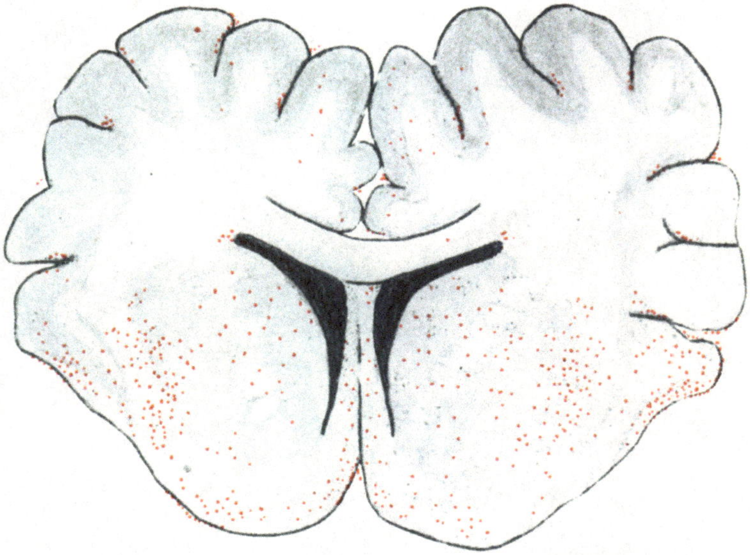

Abb. 12. I. n. Infektion, präparalytisches Stadium

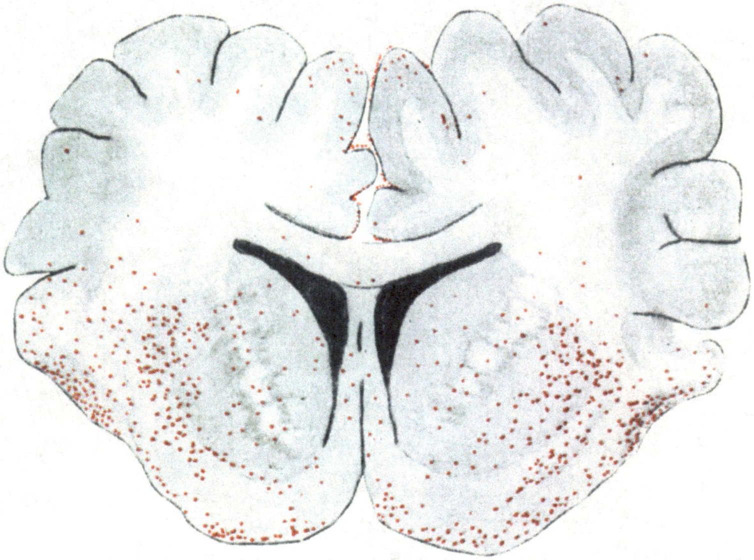

Abb. 13. I. n. Infektion, paralytisches Stadium; Gruppe A u. B

Endhirn

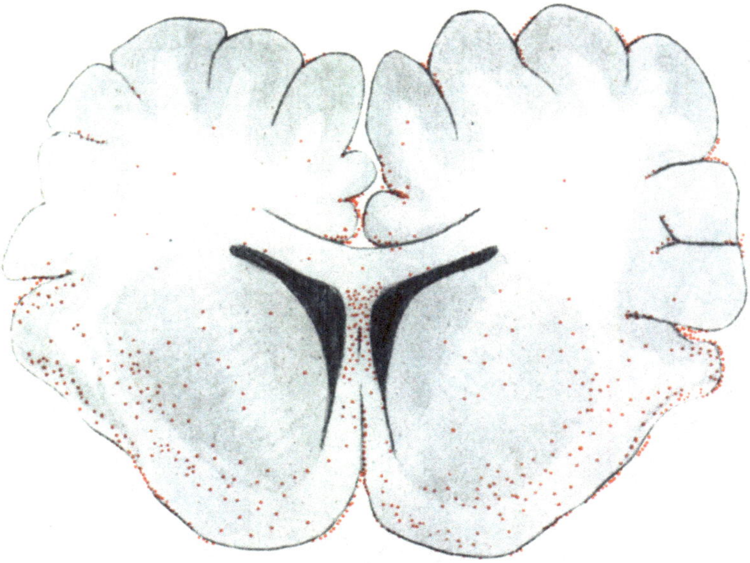

Abb. 14. I. n. Infektion, paralytisches Stadium; Gruppe C

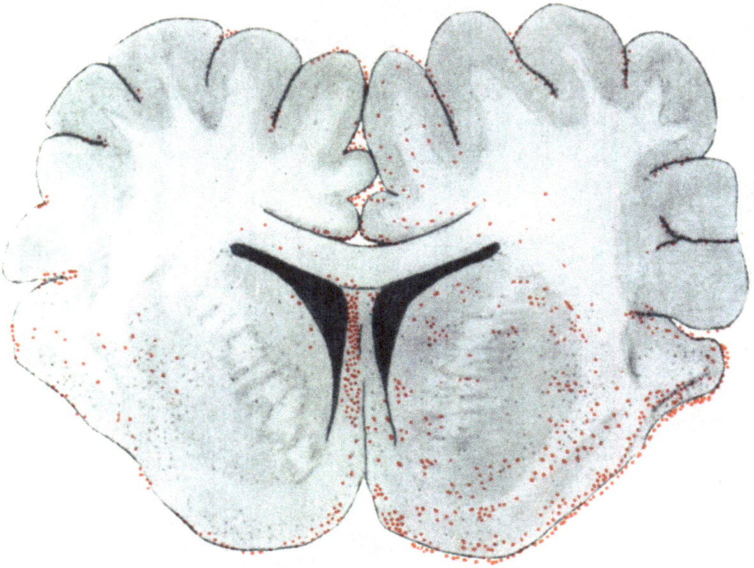

Abb. 15. Kontaktinfektion, paralytisches Stadium (rechte Seite den entzündlichen Veränderungen bei Tier Nr. 200 entsprechend)

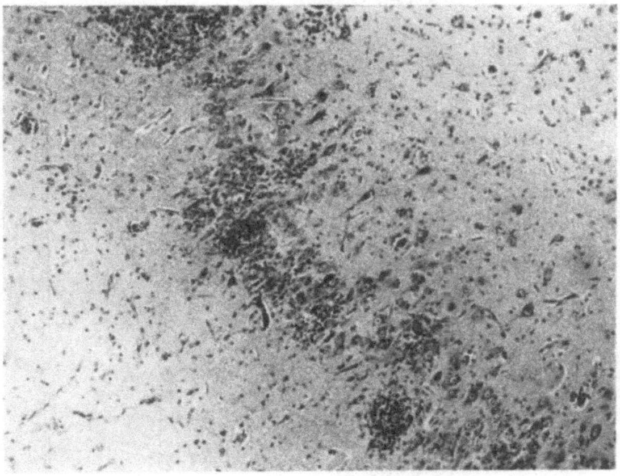

Abb. 16. Ventrolaterale Großhirnrinde mit typischen gliösmesenchymalen Infiltraten ohne primäre Ganglienzellschäden. Kontaktinfektion; Tier Nr. 200 (Vergr. 80×)

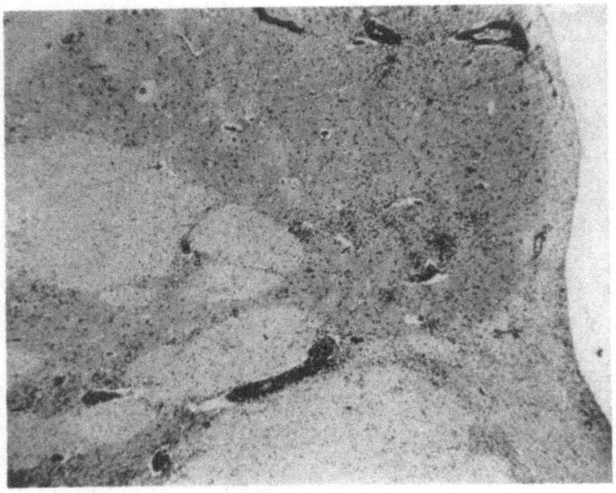

Abb. 17. Nucleus caudatus mit vaskulären Infiltraten und Gliaherdchen. Kontaktinfektion; Tier Nr. 200 (Vergr. 60×)

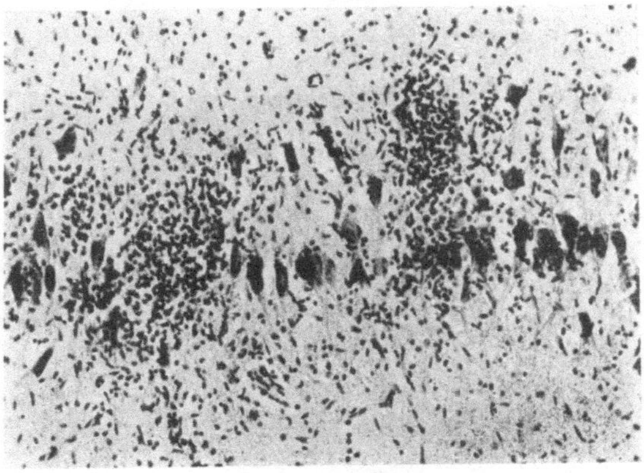

Abb. 18. Ammonshorn. Gliösmesenchymale Infiltrate in der Schicht der Pyramidenzellen. I. n. Infektion (Vergr. 170×)

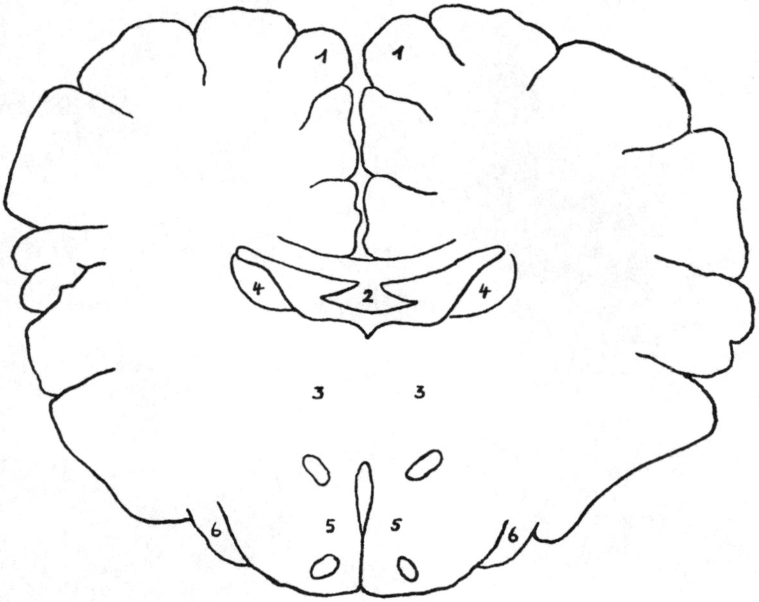

1 Großhirnrinde;

2 Fornix;

3 medialer Thalamuskern;

4 Nucleus caudatus;

5 Hypothalamus;

6 Tractus opticus

Zwischenhirn cranial

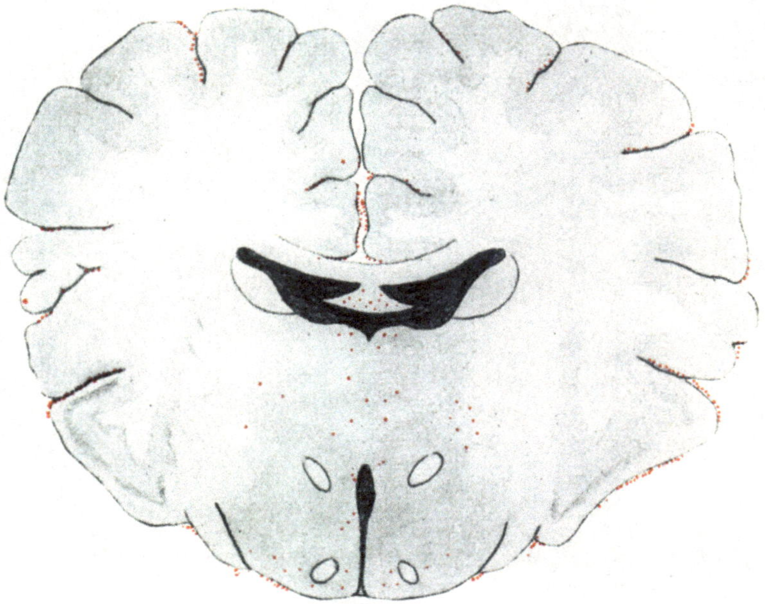

Abb. 19 und 20. I. n. Infektion, präparalytisches (oben) und paralytisches Stadium; Gruppe A u. B

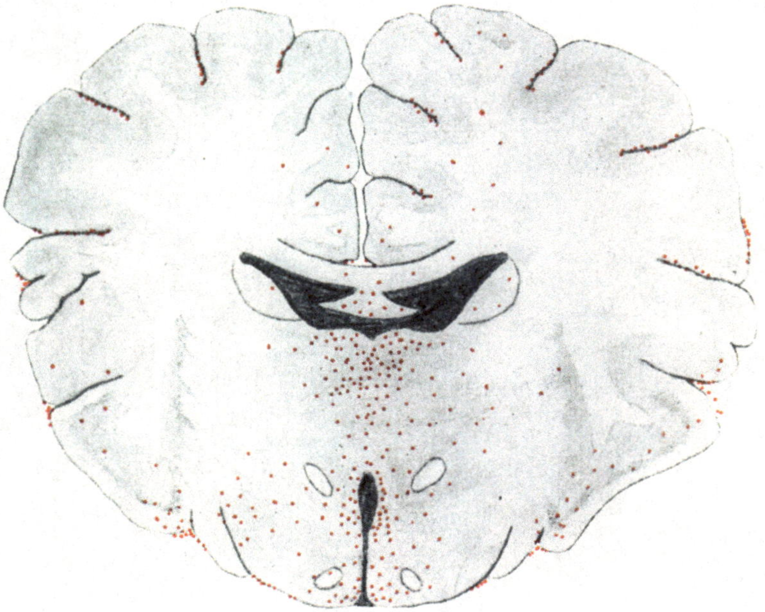

Zwischenhirn cranial

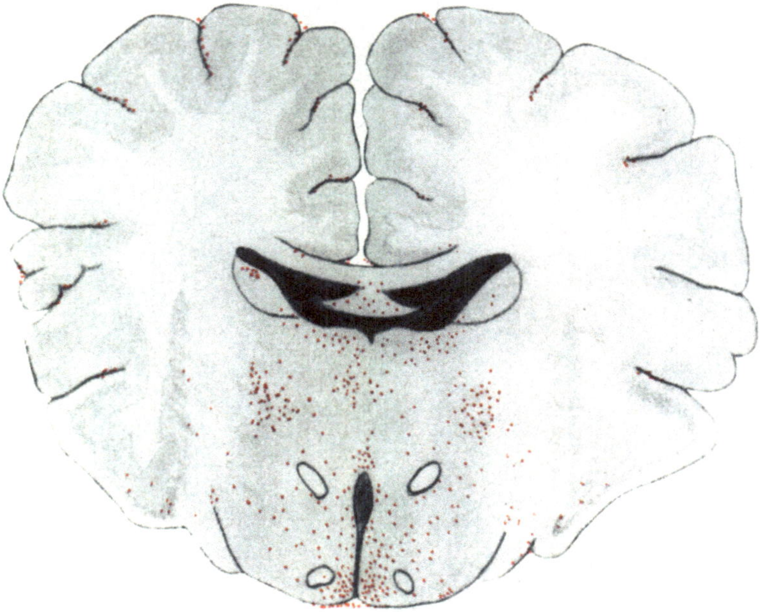

Abb. 21 und 22. I. n. Infektion; Gruppe C (oben) und Kontaktinfektion

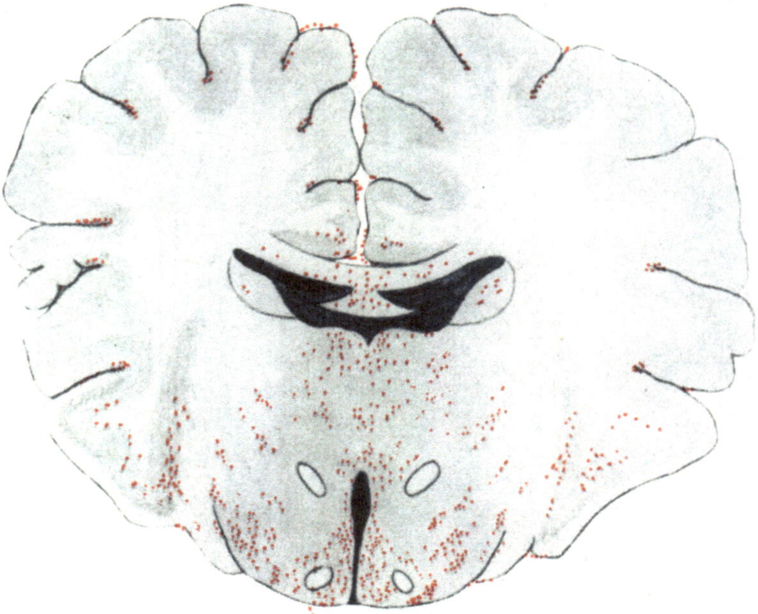

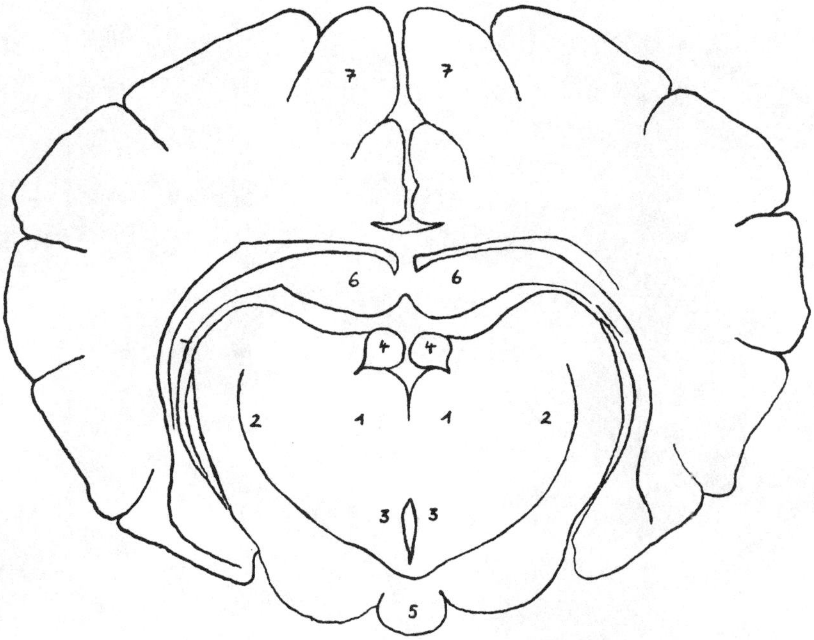

1 Mediales Thalamusgebiet;

2 Laterales Thalamusgebiet;

3 Hypothalamusgebiet;

4 Ganglion habenulae;

5 Corpus mammillare;

6 Ammonshorn;

7 Großhirnrinde

Zwischenhirn

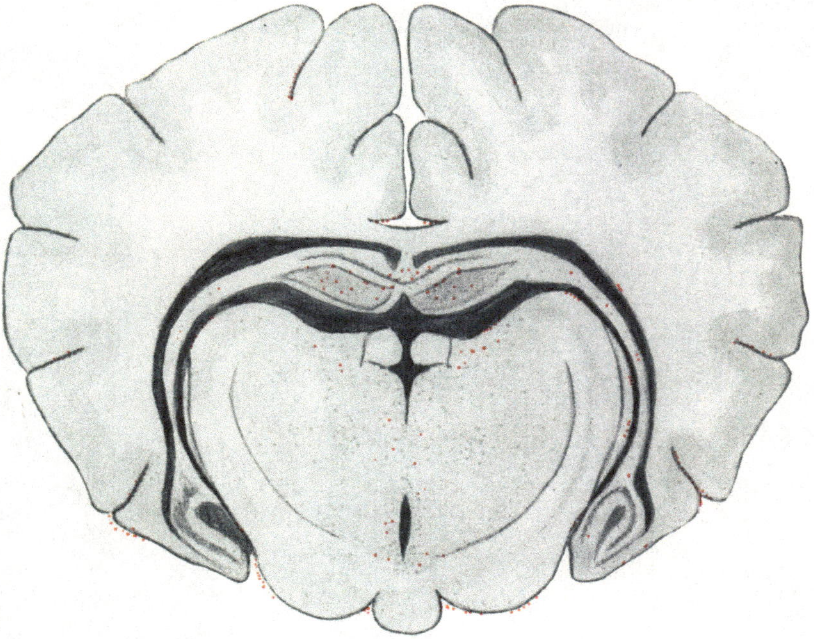

Abb. 23 und 24. I. n. Infektion, präparalytisches (oben) und paralytisches Stadium; Gruppe A und B

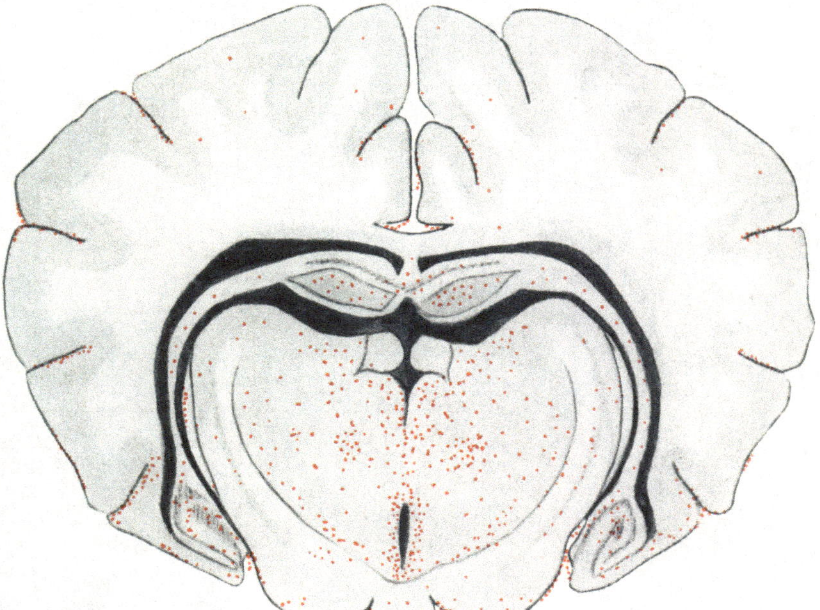

Zwischenhirn

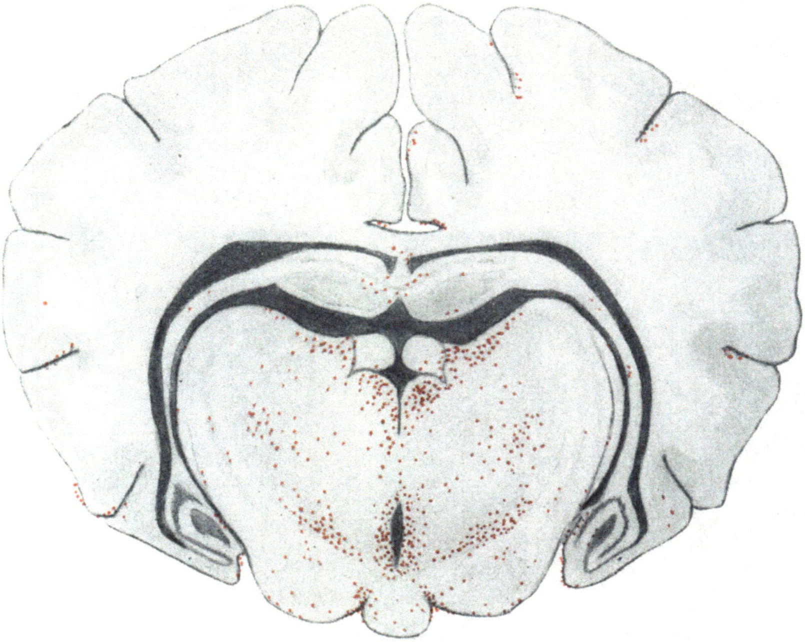

Abb. 25 und 26. I. n. Infektion, Gruppe C (oben) und Kontaktinfektion

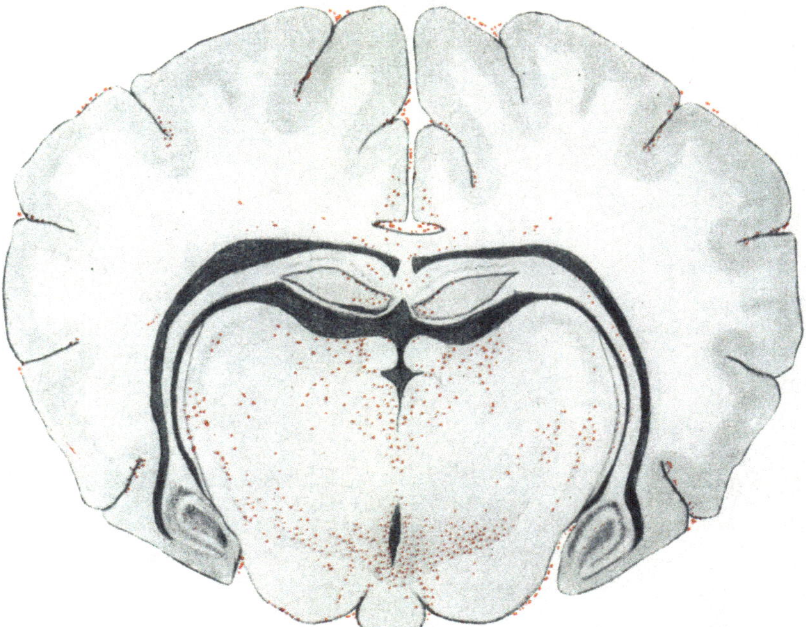

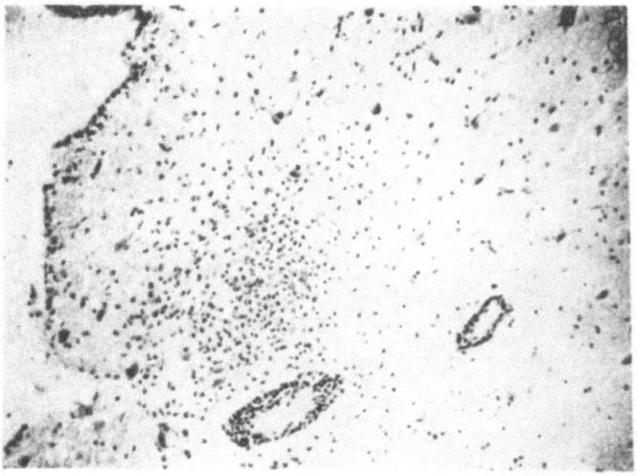

Abb. 27. Ventrikelnahe entzündliche Veränderungen im medialen Thalamusgebiet. I. n. Infektion, präparalytisches Stadium 8 Tage p. i.; Gruppe A (Vergr. 190×)

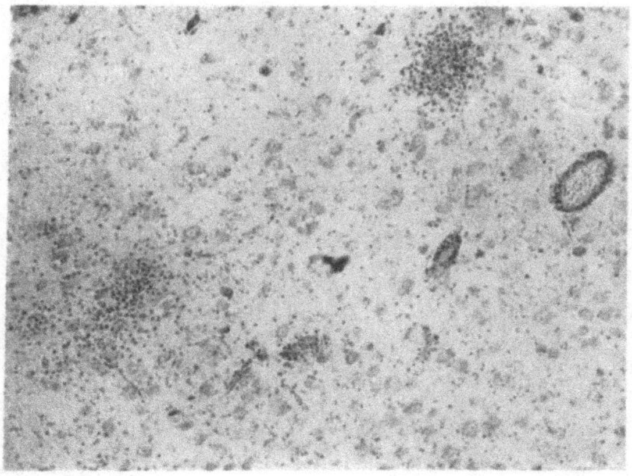

Abb. 28. Mediales Thalamusgebiet mit vaskulären Infiltraten und Gliaherden. I. n. Infektion, präparalytisches Stadium 8 Tage p. i.; Gruppe A (Vergr. 160×)

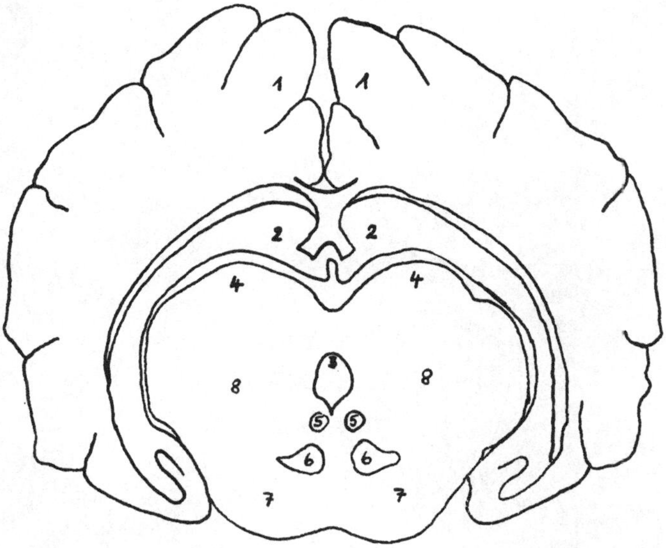

1 Occipitale Großhirnrinde;

2 Ammonshorn;

3 zentrales Höhlengrau;

4 Vierhügelgebiet;

5 Kern des N. oculomotorius;

6 Nucleus ruber;

7 Substantia nigra;

8 Haube

Mittelhirn

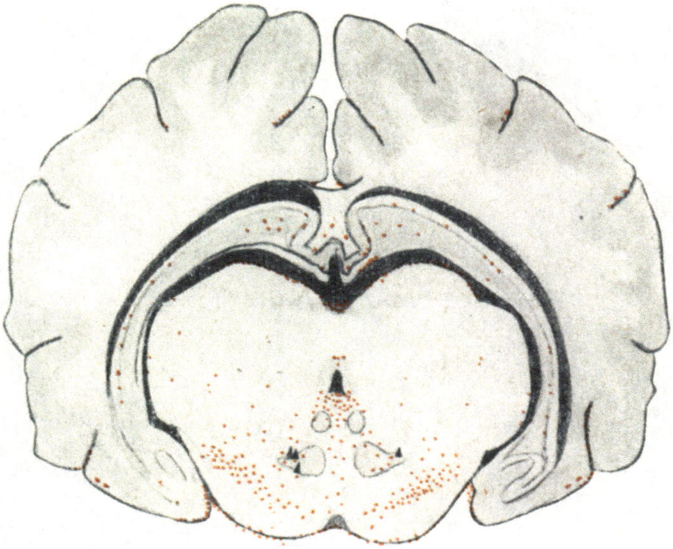

Abb. 29. I. n. Infektion, präparalytisches Stadium

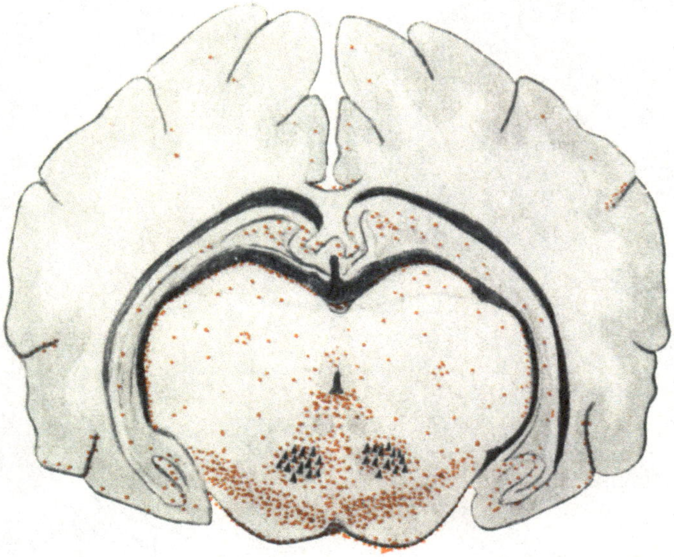

Abb. 30. I. n. Infektion, paralytisches Stadium; Gruppe A und B

Mittelhirn

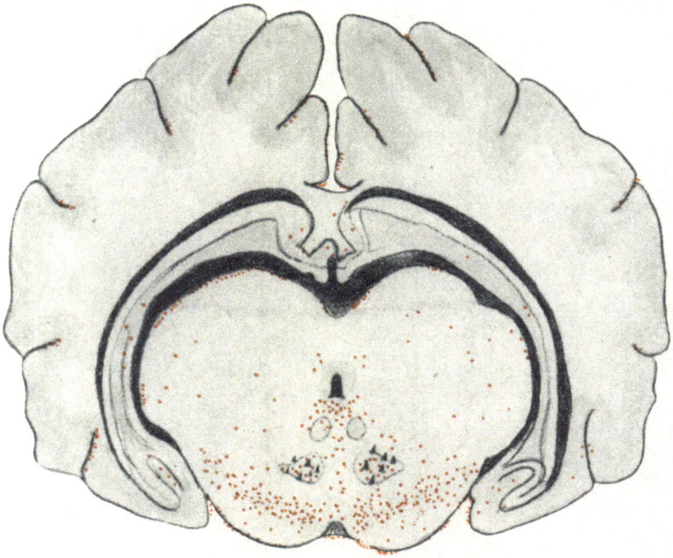

Abb. 31. I. n. Infektion, paralytisches Stadium; Gruppe C

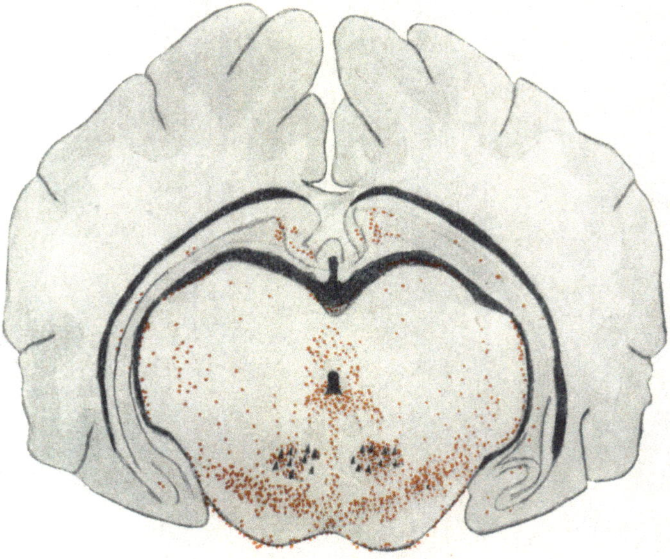

Abb. 32. Kontaktinfektion

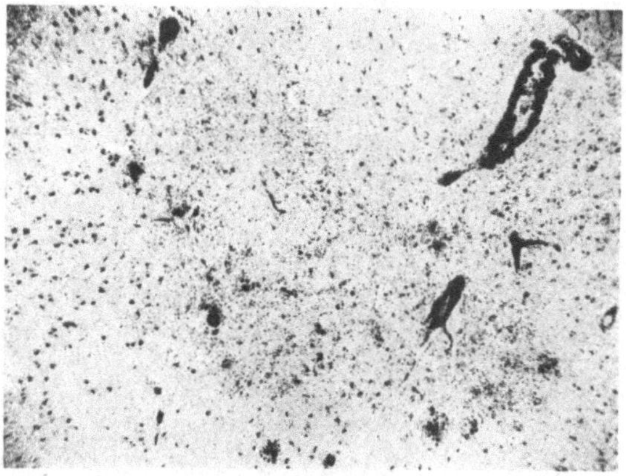

Abb. 33. Mittelhirn. Substantia nigra mit ausgeprägten gliösmesenchymalen Infiltraten. I. n. Infektion, paralytisches Stadium (Vergr. 60×)

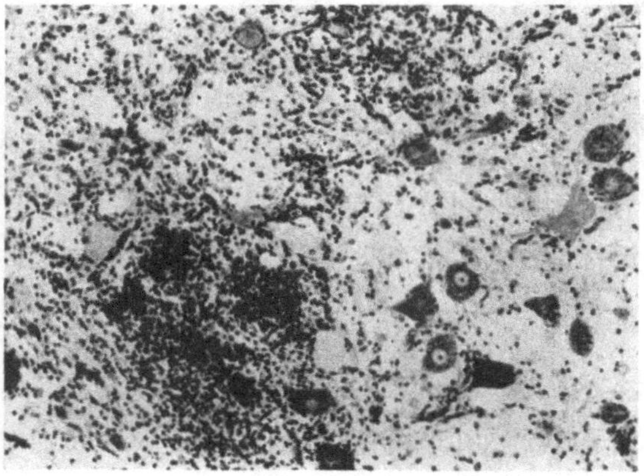

Abb. 34. ·Mittelhirn. Verschiedene Stadien primärer Ganglienzellschäden im stark entzündlich veränderten Nucleus ruber. Daneben intakte Ganglienzellen. I. n. Infektion, paralytisches Stadium. (Vergr. 170×)

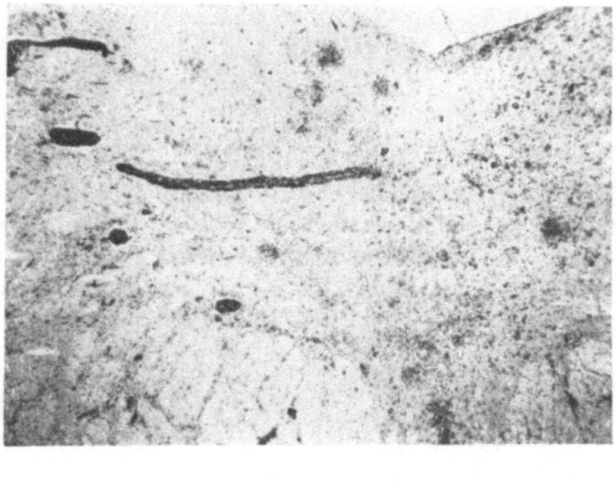

Abb. 35. Stark entzündlich verändertes zentrales Höhlengrau, Mittelhirn. Kontaktinfektion, Tier Nr. 200. (Vergr. 60×)

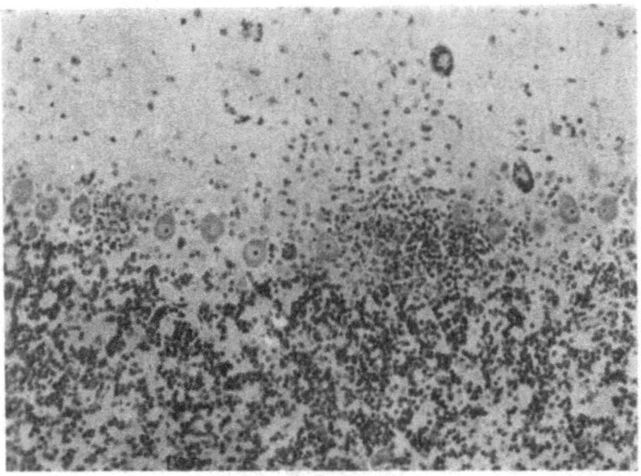

Abb. 36. Kleinhirn. Gliazellherde und vaskuläre Infiltrate im Stratum moleculare und im Stratum gangliosum. Purkinjesche Zellen ohne primäre Ganglienzellschäden. I. n. Infektion paralytisches Stadium, Gruppe A (Vergr. 170×)

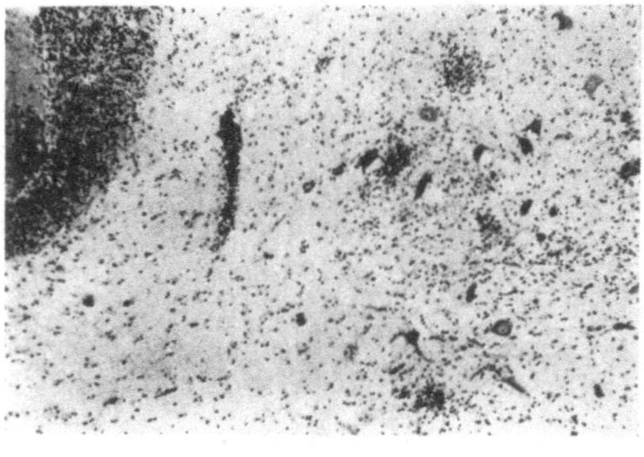

Abb. 37. Kleinhirnmark. Gliös-mesenchymale Infiltrate und einzelne degenerativ veränderte Ganglienzellen im Nucleus fastigii. Vereinzelte Neuronophagien. I. n. Infektion, paralytisches Stadium; Gruppe C. (Vergr. 110×)

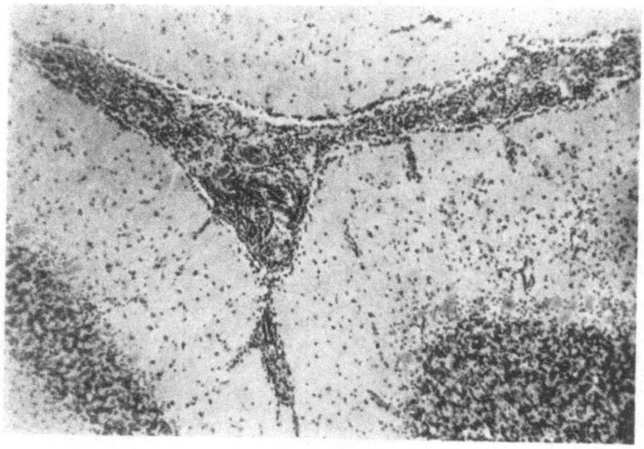

Abb. 38. Kleinhirn. Ödem der infiltrierten Pia mater und entzündliche Veränderungen der Rindenschicht. I. n. Infektion, paralytisches Stadium; Gruppe B (Vergr. 80×)

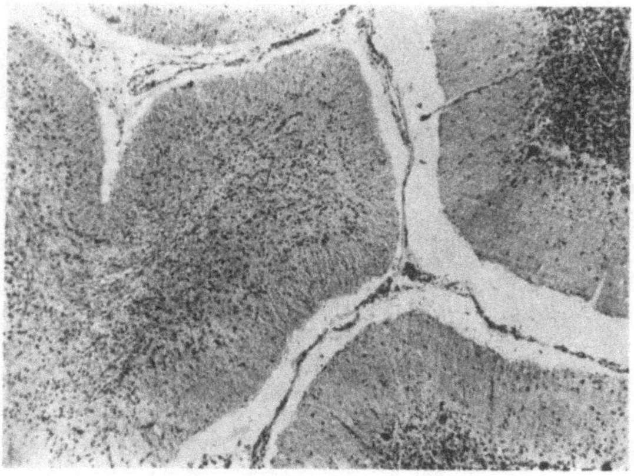

Abb. 39. Kleinhirn „Läppchenatrophie". I. n. Infektion, 136 Tage nach Krankheitsbeginn; Tier Nr. 143 (Vergr. 80×)

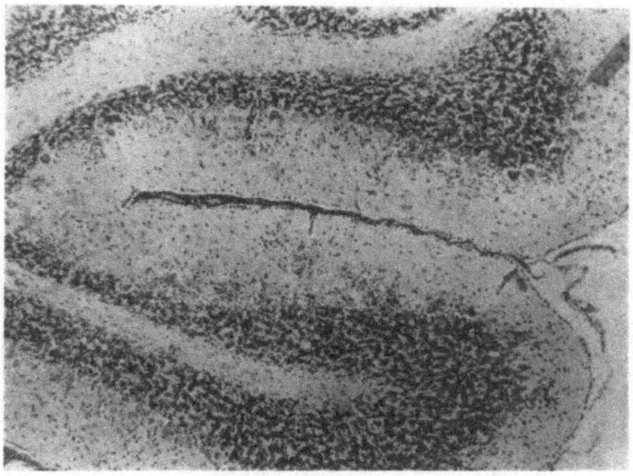

Abb. 40. Kleinhirn. Wenig ausgeprägte Infiltration der Pia mater und einzelne anscheinend echte Neuronophagien Purkinjescher Zellen bei intravenöser Infektion (Vergr. 80×)

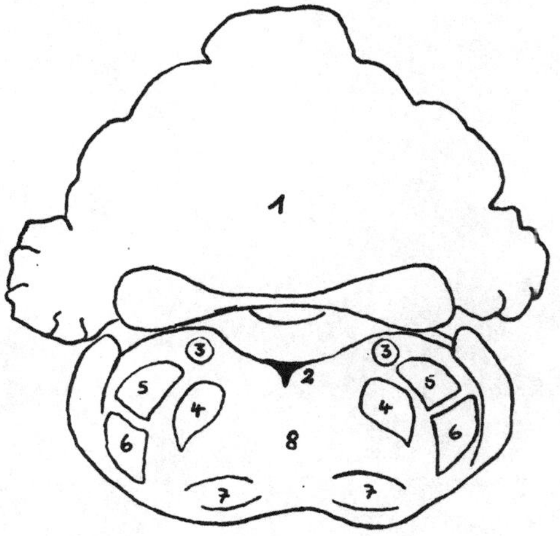

1 Kleinhirn;

2 zentrales Höhlengrau;

3 mesencephaler Trigeminuskern;

4 motorischer Trigeminuskern;

5 sensibler Trigeminuskern;

6 spinaler Trigeminuskern;

7 Brückenfuß;

8 Formatio reticularis

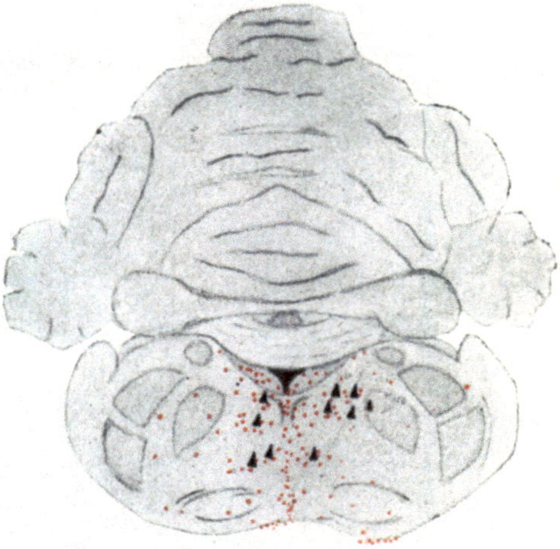

Abb. 41. Brückenhirn. I. n. Infektion, präparalytisches Stadium

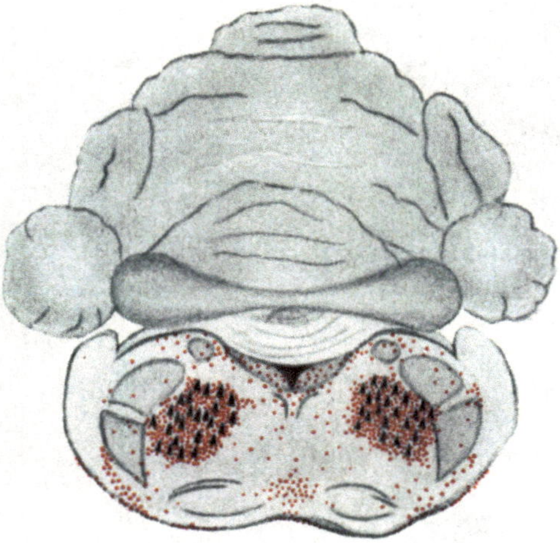

Abb. 42. Brückenhirn. I. n. Infektion, paralytisches Stadium; Gruppe A u. B

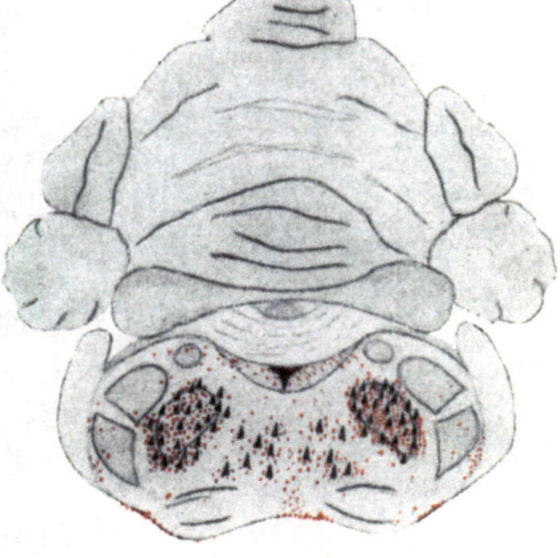

Abb. 43. Brückenhirn. I. n. Infektion, paralytisches Stadium; Gruppe C

Brückenhirn

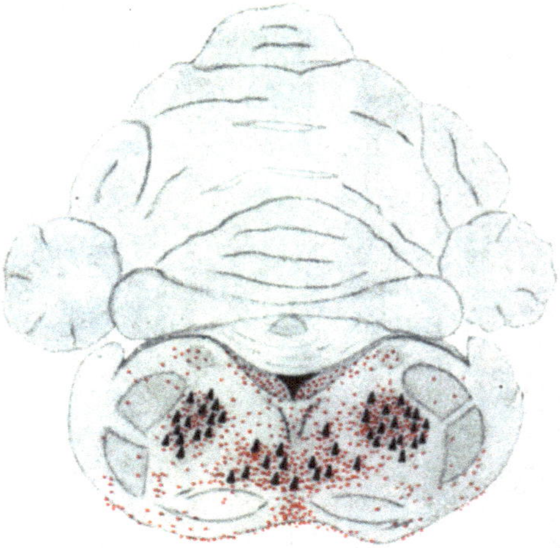

Abb. 44. Kontaktinfektion

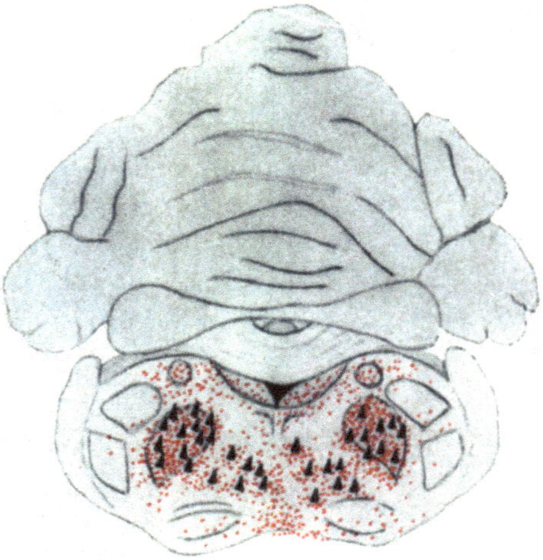

Abb. 45. Orale Infektion

Brückenhirn

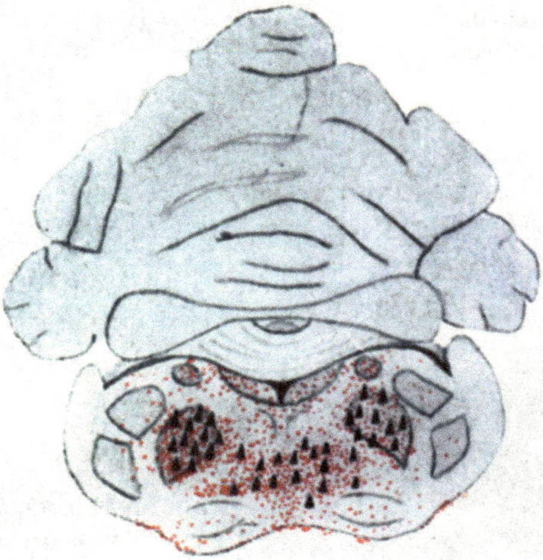

Abb. 46. Intramuskuläre Infektion

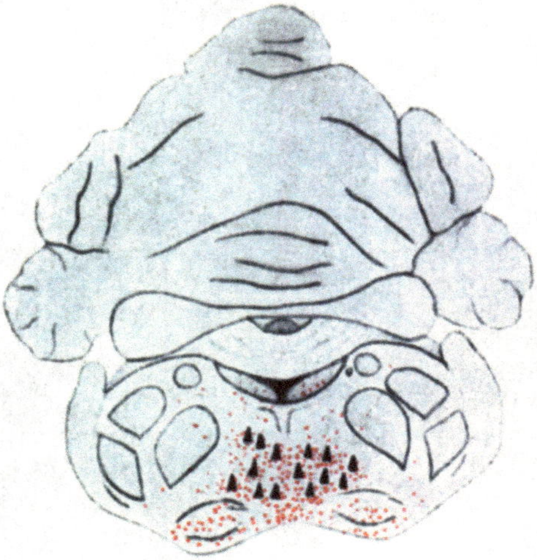

Abb. 47. Intravenöse Infektion

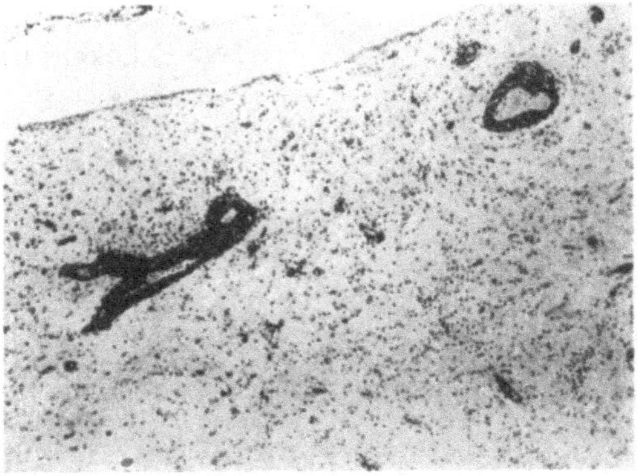

Abb. 48. Brückenhirn. Stark entzündlich verändertes zentrales Höhlengrau. Kontaktinfektion, frühes Krankheitsstadium; Tier Nr. 198 (Vergr. 60×)

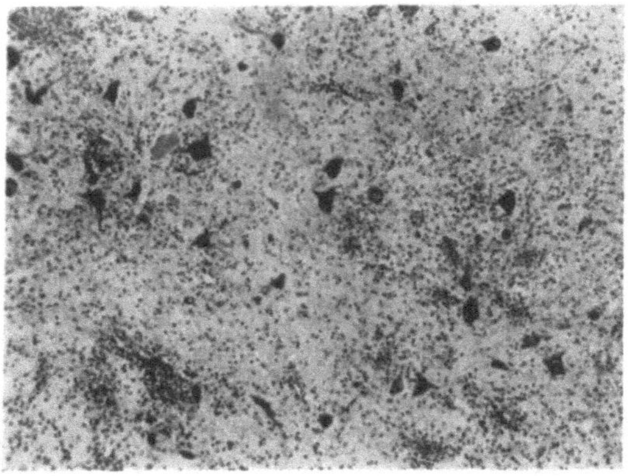

Abb. 49. Motorischer Trigeminuskern mit ausgeprägten gliös-mesenchymalen Proliferationen und primären Ganglienzellschäden. Orale Infektion (Vergr. 80×)

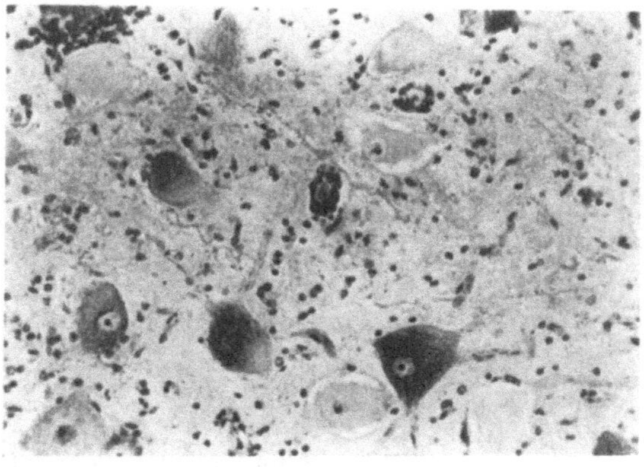

Abb. 50. Ganglienzellen mit vakuolären Degenerationen aus dem motorischen Trigeminuskern. I. n. Infektion, paralytisches Stadium (Vergr. 260×)

1 Kleinhirn;
2 Deitersscher Kern;
3 spinaler Trigeminuskern;
4 Abducenskern;
5 Facialisknie;
6 motorischer Trigeminuskern;
7 Rotula und Pararotula;
8 Pyramiden und Coprous trapezoides;
9 Formatio reticularis

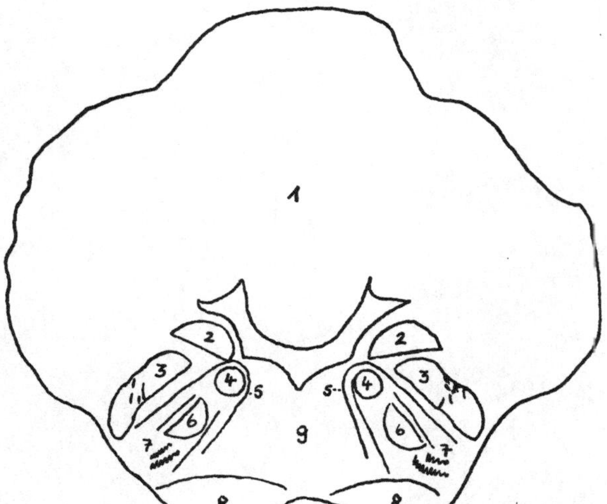

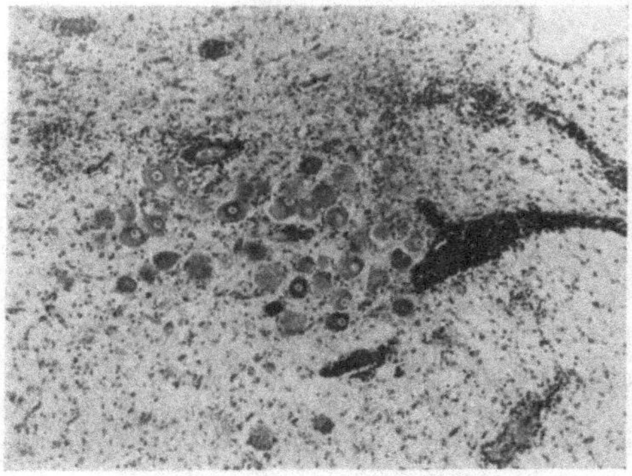

Abb. 51. Mesencephaler Trigeminuskern mit vaskulären und geringfügigen gliösen Infiltraten. Orale Infektion, paralytisches Stadium

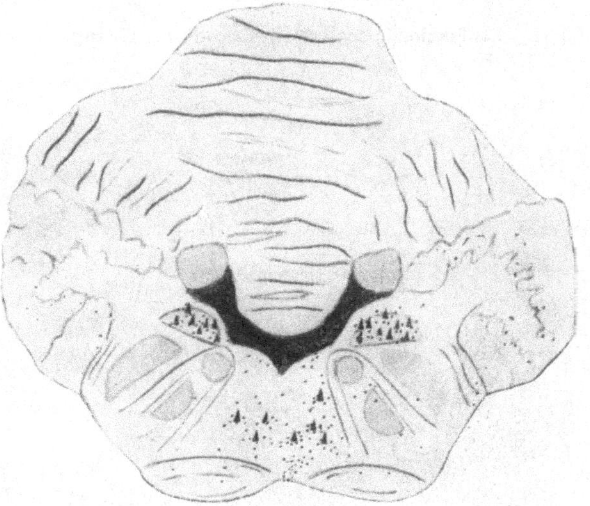

Abb. 52. Medulla oblongata in Höhe des Abducenskernes. I. n. Infektion präparalytisches Stadium

Medulla oblongata in Höhe des Abducenskernes

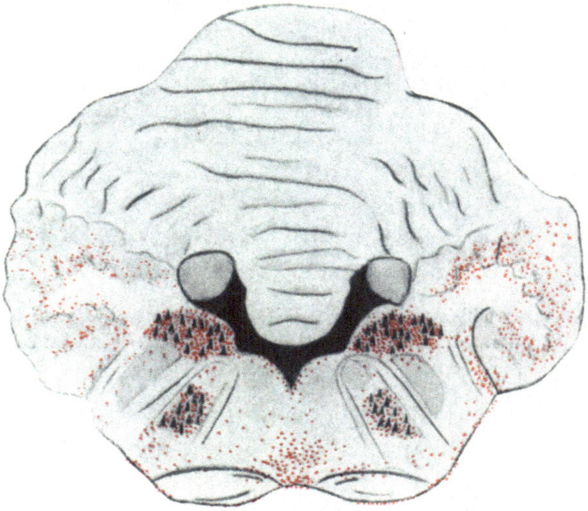

Abb. 53. I. n. Infektion, paralytisches Stadium; Gruppe A und B

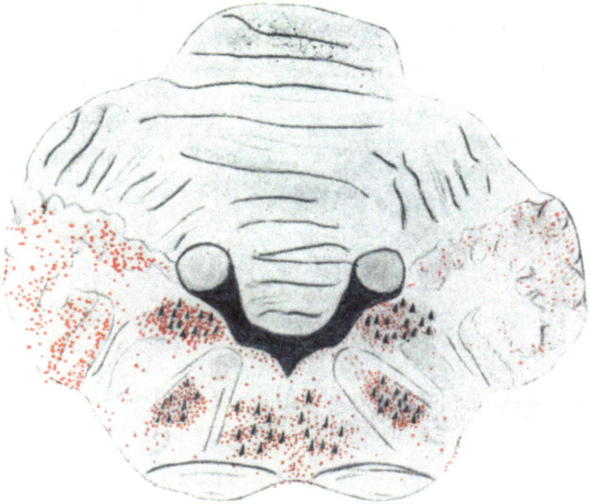

Abb. 54. I. n. Infektion, paralytisches Stadium; Gruppe C

Medulla oblongata in Höhe des Abducenskernes

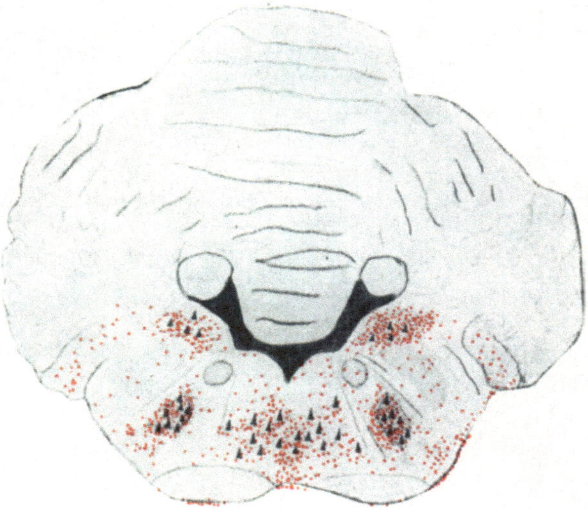

Abb. 55. Kontaktinfektion

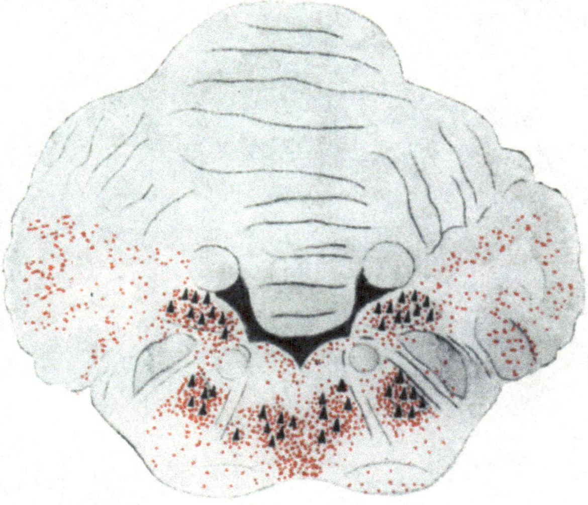

Abb. 56. Orale Infektion

Medulla oblongata in Höhe des Abducenskernes

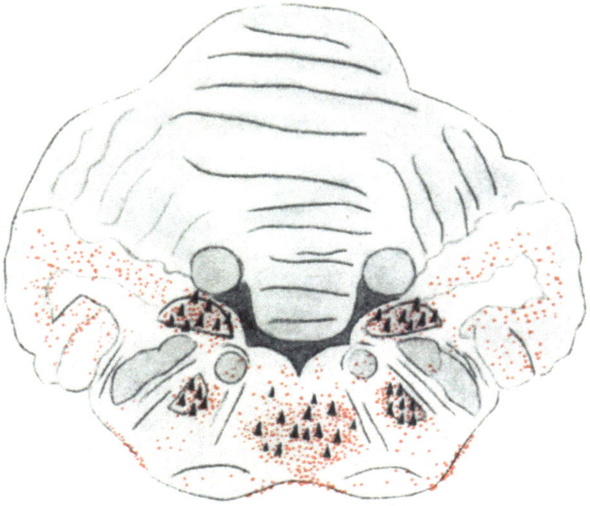

Abb. 57. Intramuskuläre Infektion

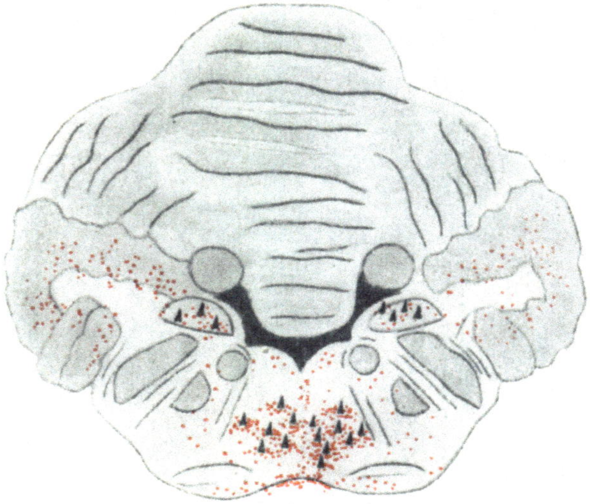

Abb. 58. Intravenöse Infektion

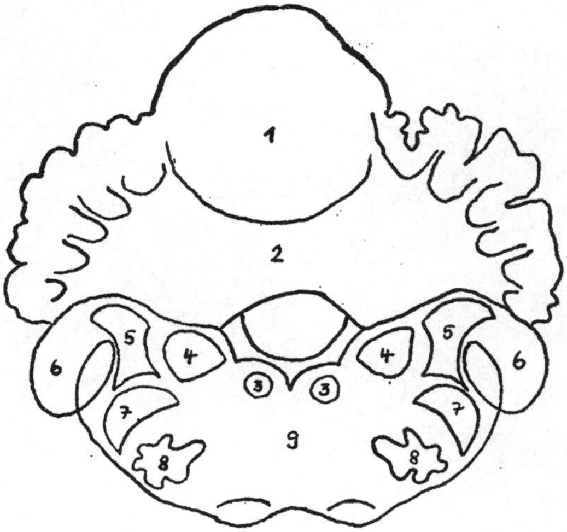

1 Kleinhirnwurm;

2 Kleinhirnmark;

3 Nucleus praepositus hypoglossi;

4 Schwalbescher Kern;

5 Deitersscher Kern;

6 Tuberculum acusticum;

7 spinaler Trigeminuskern;

8 Facialiskern;

9 Formatio reticularis

Medulla oblontaga in Höhe des Facialiskernes

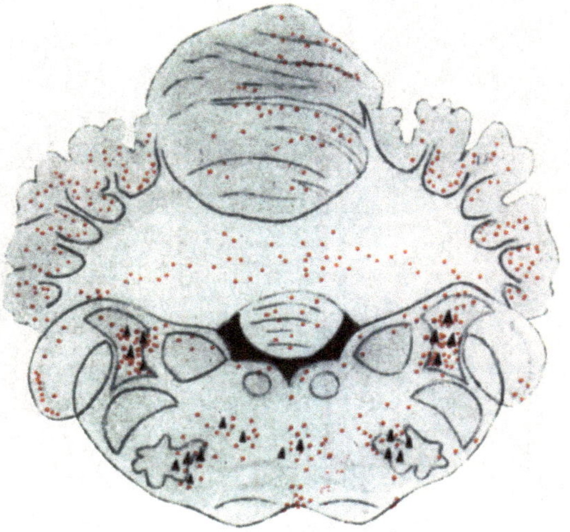

Abb. 59. I. n. Infektion, präparalytisches Stadium

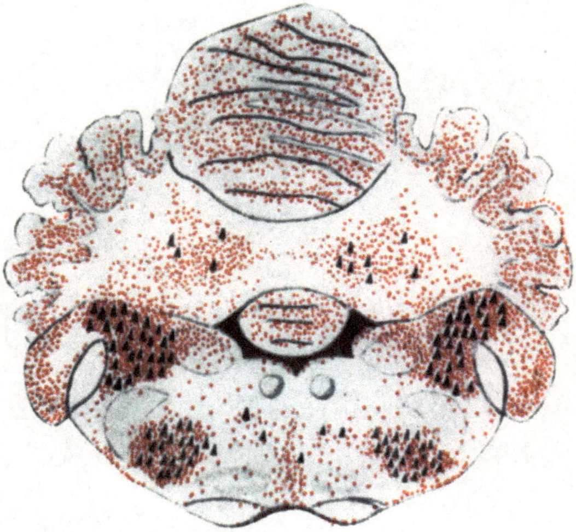

Abb. 60. I. n. Infektion, paralytisches Stadium; Gruppe A und B

Medulla oblongata in Höhe des Facialiskernes

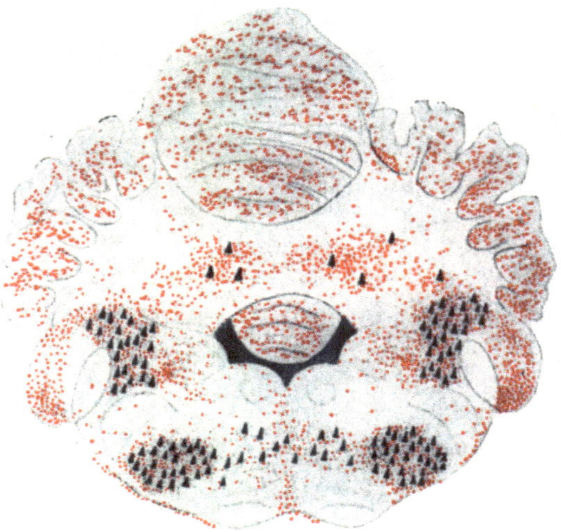

Abb. 61. I. n. Infektion, paralytisches Stadium; Gruppe C

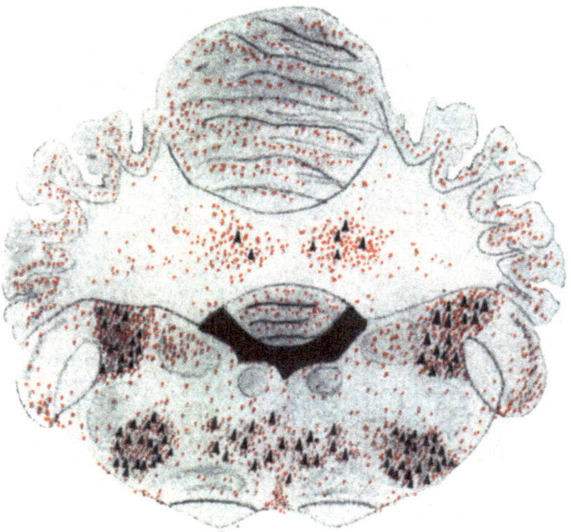

Abb. 62. Kontaktinfektion

Medulla oblongata in Höhe des Facialiskernes

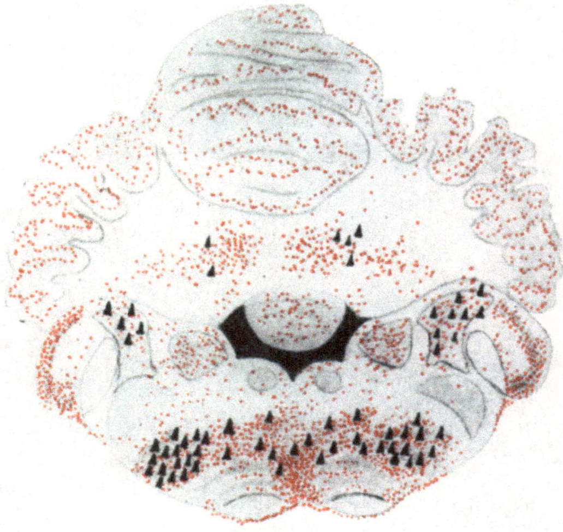

Abb. 63. Orale Infektion

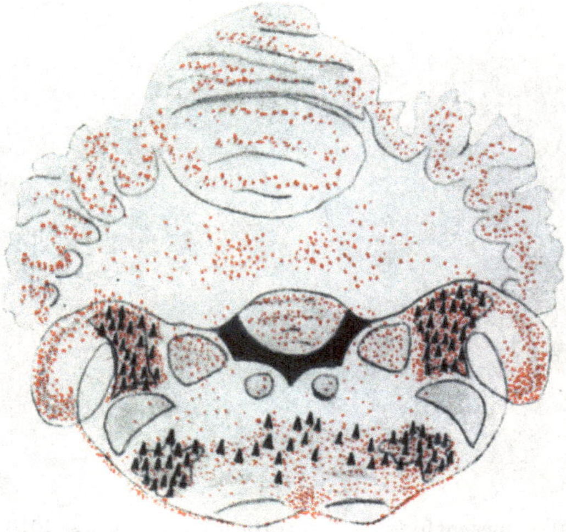

Abb. 64. Intramuskuläre Infektion

Medulla oblongata in Höhe des Facialiskernes

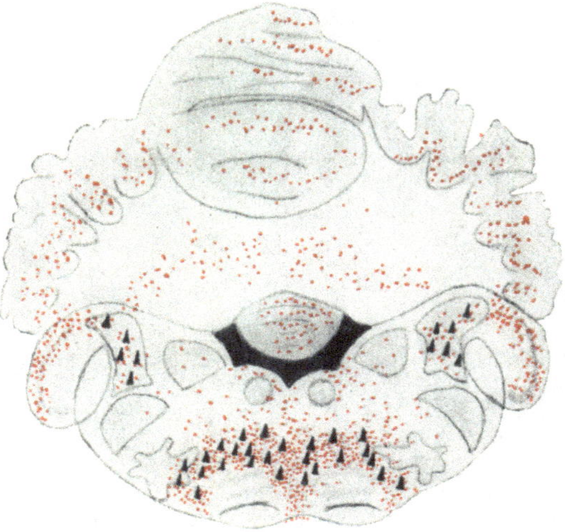

Abb. 65. Intravenöse Infektion

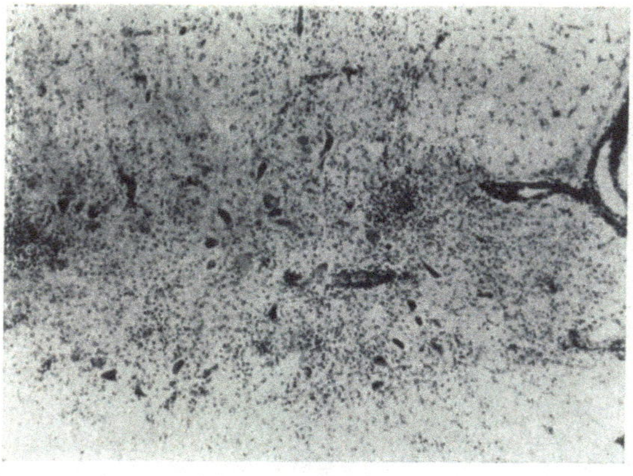

Abb. 66. Starke gliös-mesenchymale Infiltrate im Bereich der kleinen Zellen der Formatio reticularis

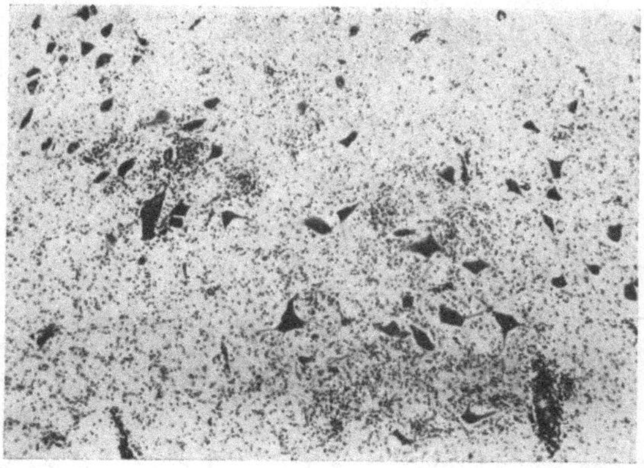

Abb. 67. Typisch stark entzündlich veränderte Zellgruppen aus dem Facialiskern, paralytisches Infektionsstadium. (Vergr. 80×)

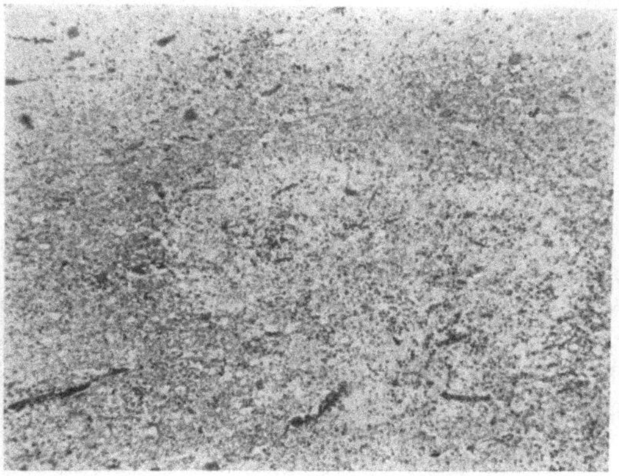

Abb. 68. Nekrotischer Gewebsbezirk mit Infiltration polymorphkerniger Leukozyten. Formatio reticularis in Höhe des Facialiskernes. Orale Infektion (Vergr. 60×)

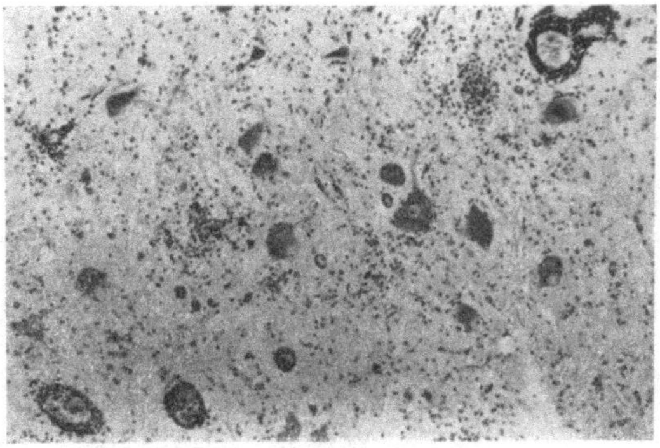

Abb. 69. Entzündliche Veränderungen aus dem Deitersschen Kern. Kontaktinfektion, frühes Krankheitsstadium; Tier Nr. 198 (Vergr. 80×)

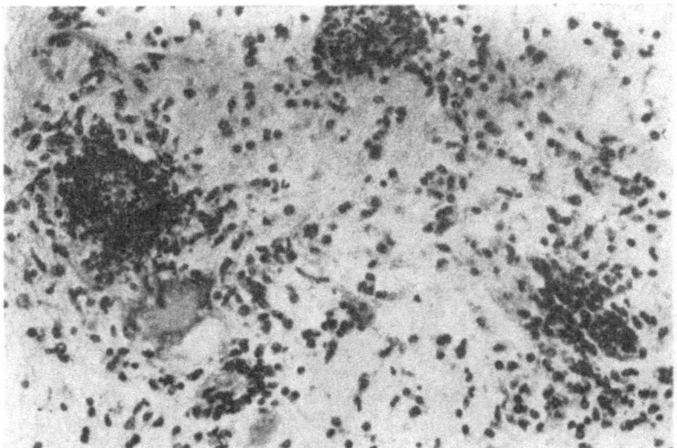

Abb. 70. Ganglienzelle aus dem Deitersschen Kern mit vakuolärer Degeneration neben fortgeschrittenen Neuronophagien (Vergr. 260×)

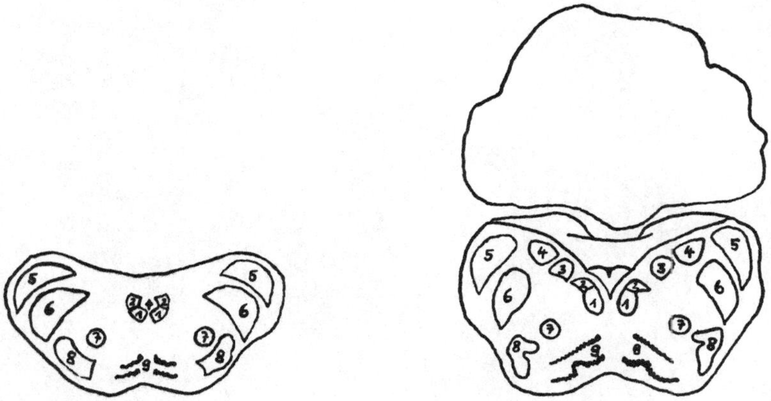

1 **Hypoglossuskern;**

2 **Nucleus alaris;**

3 **Nucleus tractus solitarii;**

4 **Burdachscher Kern;**

5 **Monakowscher Kern;**

6 **Nucleus terminalis tractus spinalis nervi trigemini**

7 **Nucleus ambiguus;**

8 **Nucleus fasciculi lateralis;**

9 **Oliven**

Medulla oblongata in Höhe des Hypoglossuskernes

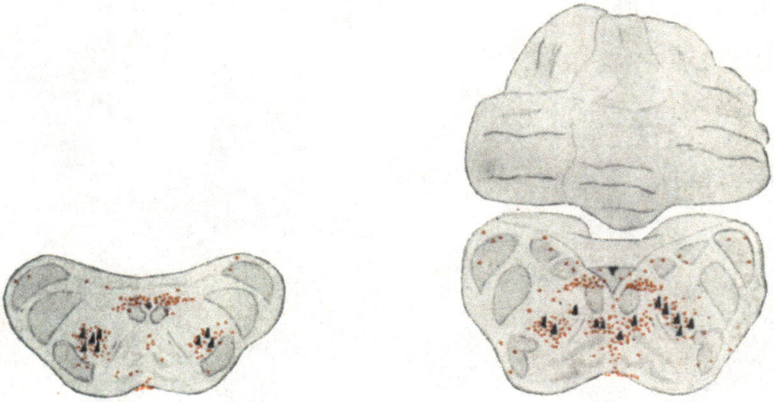

Abb. 71. I. n. Infektion, präparalytisches Stadium

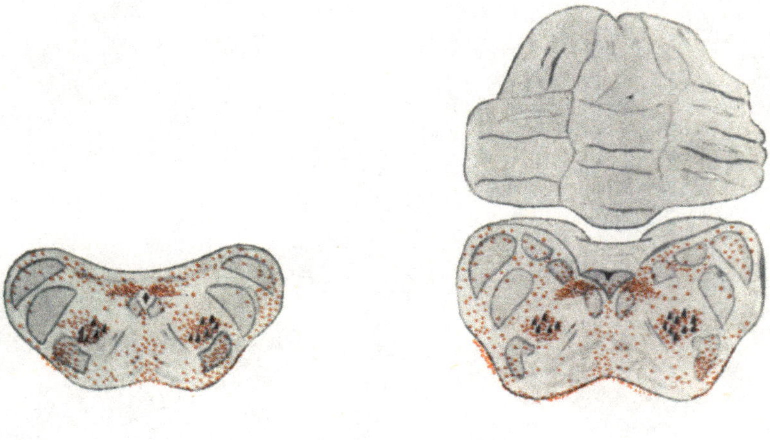

Abb. 72. I. n. Infektion, paralytisches Stadium; Gruppe A und B

Medulla oblongata in Höhe des Hypoglossuskernes

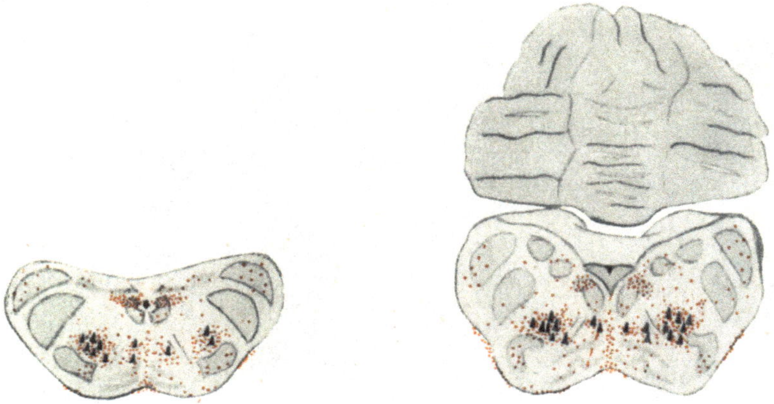

Abb. 73. I. n. Infektion, paralytisches Stadium; Gruppe C

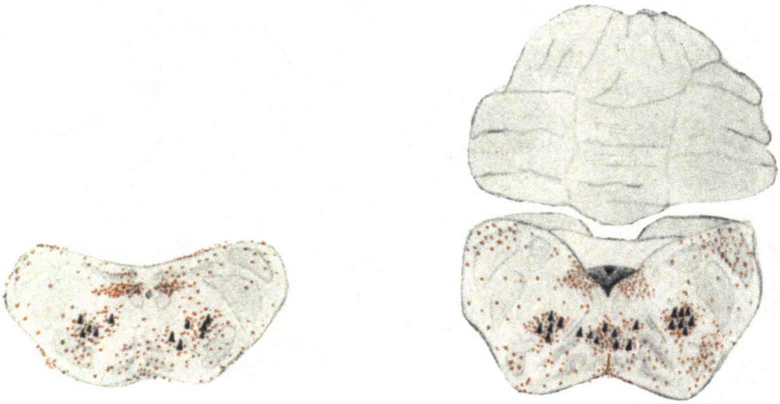

Abb. 74. Kontaktinfektion

Medulla oblongata in Höhe des Hypoglossuskernes

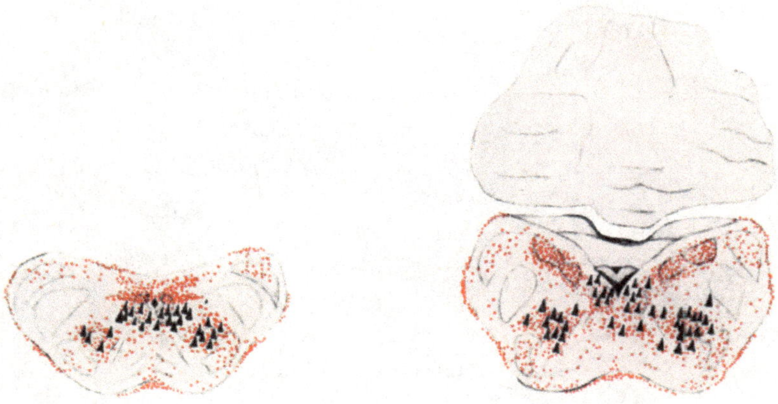

Abb. 75. Orale Infektion

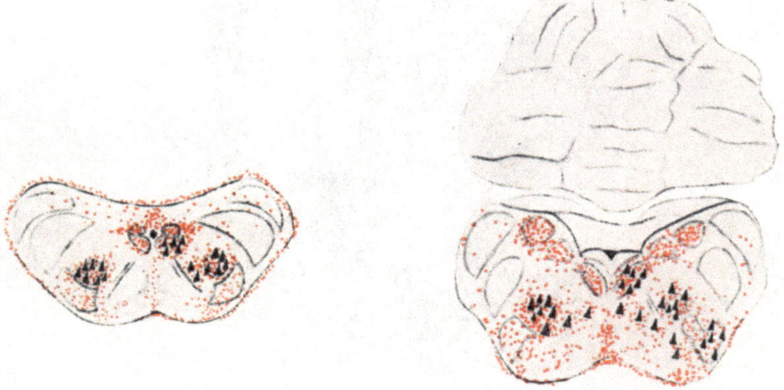

Abb. 76. Intramuskuläre Infektion

Medulla oblongata in Höhe des Hypoglossuskernes

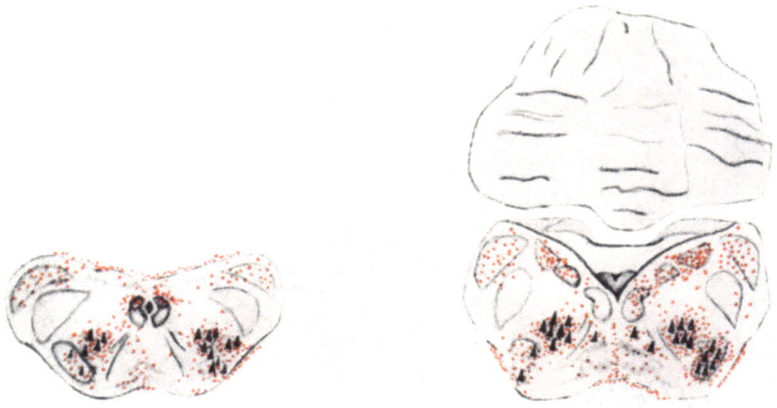

Abb. 77. Intravenöse Infektion

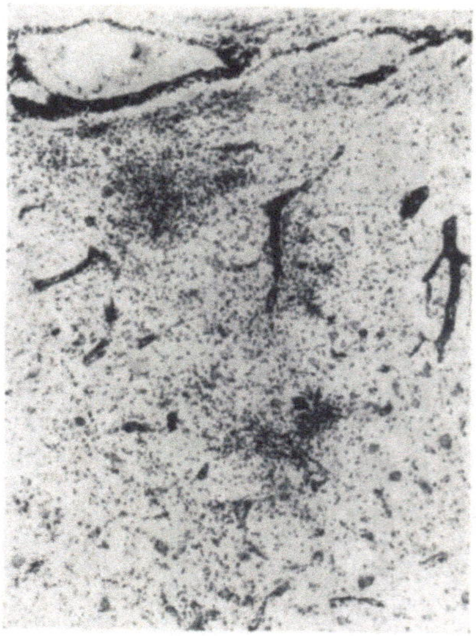

Abb. 78. Ausgeprägte gliös-mesenchymale Infiltrate im Schwalbeschen Kern

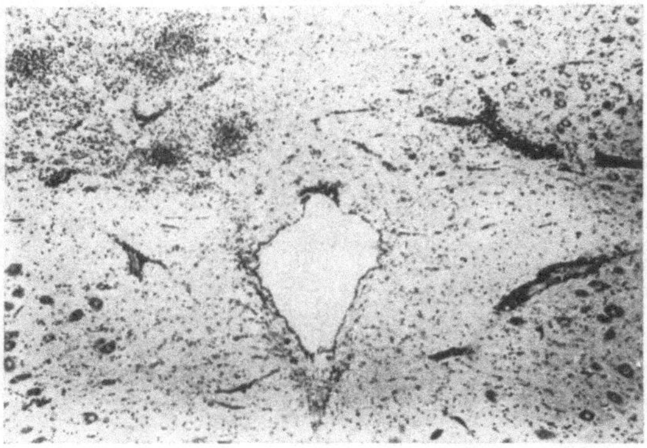

Abb. 79. Nucleus alaris mit einseitig maximalem Befall. Kontaktinfektion, frühes Krankheitsstadium; Tier Nr. 198 (Vergr. 80×)

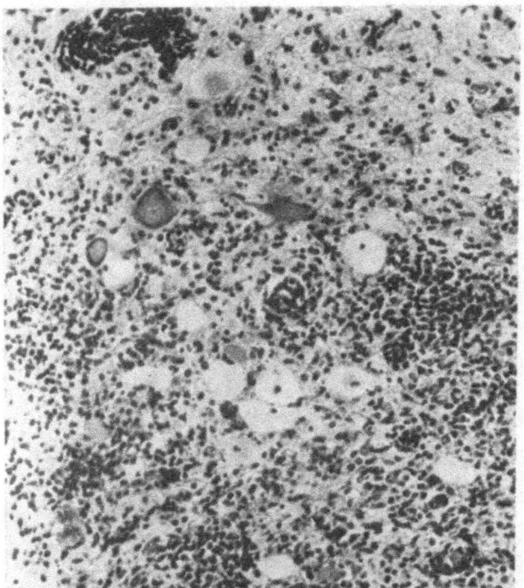

Abb. 80. Ausschnitt Abb. 79. Vorwiegend kreislaufbedingte Ganglienzellschäden sowie Umlagerung und Überwucherung mit mikrogliösen Elementen (Vergr. 160×)

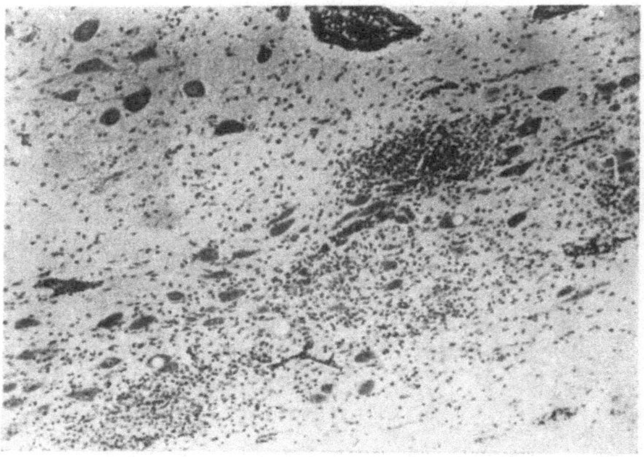

Abb. 81. Ausgeprägte gliös-mesenchymale Infiltrate im Nucleus alaris bei stummer Infektion; Tier Nr. 236 (Vergr. 110×)

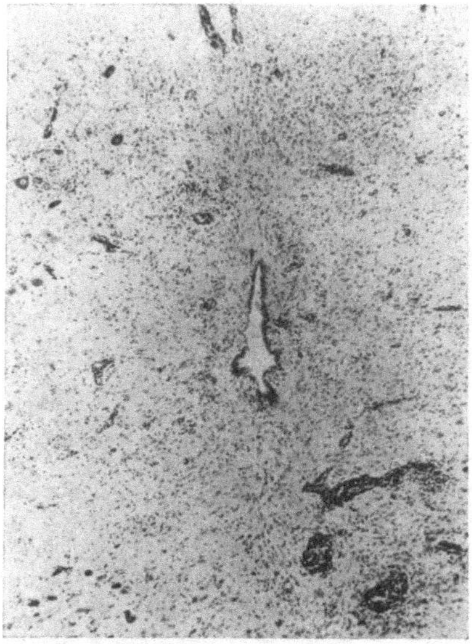

Abb. 82. Hypoglossuskern mit einseitig massiver gliöser Infiltration und Ganglienzellzerstörung. Gliös-mesenchymale Infiltrate und primäre Ganglienzellschäden der anderen Kernhälfte bei intralingualer Infektion (Vergr. 80×)

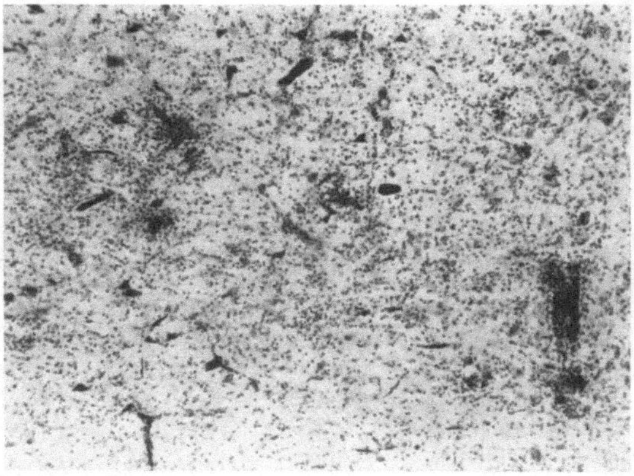

Abb. 83. Schwere entzündliche Veränderungen der Formatio reticularis bei intravenöser Infektion (Vergr. 80×)

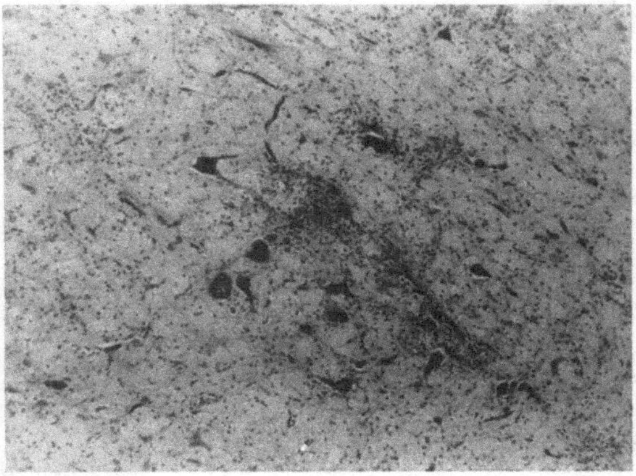

Abb. 84. Gliös-mesenchymale Infiltrate und primäre Ganglienzellschäden im Nucleus ambiguus bei intravenöser Infektion (Vergr. 80×)

Rückenmark

Abb. 85 und 86. I. n. Infektion, präparalytisches Stadium

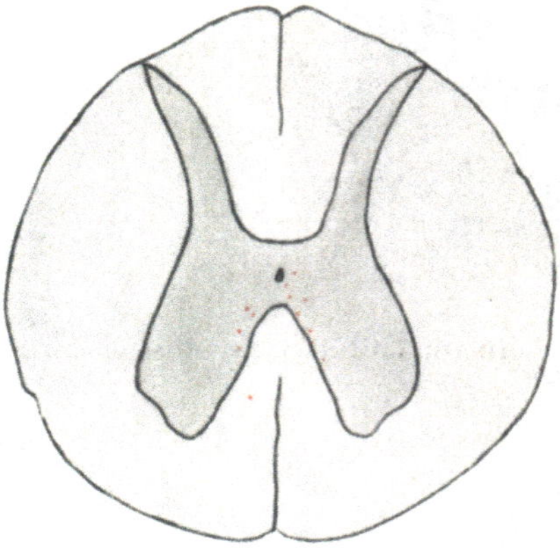

oberes Halsmark

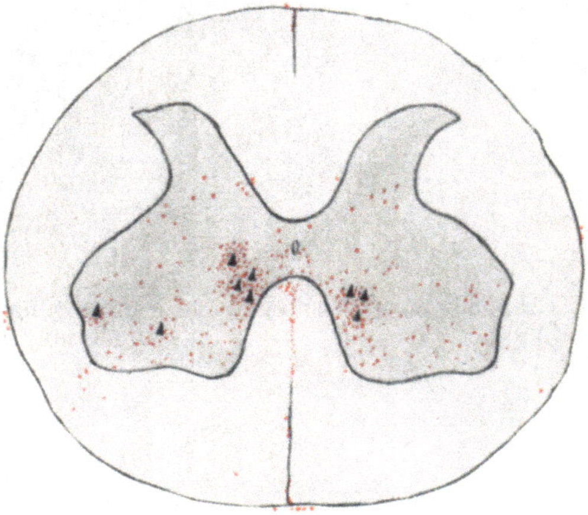

Halsmark

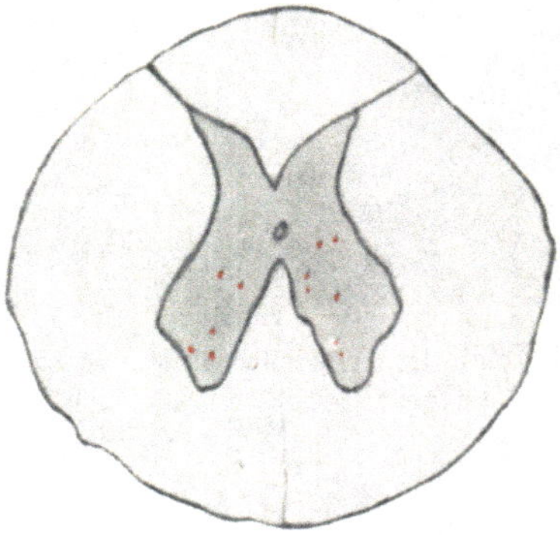

Brustmark

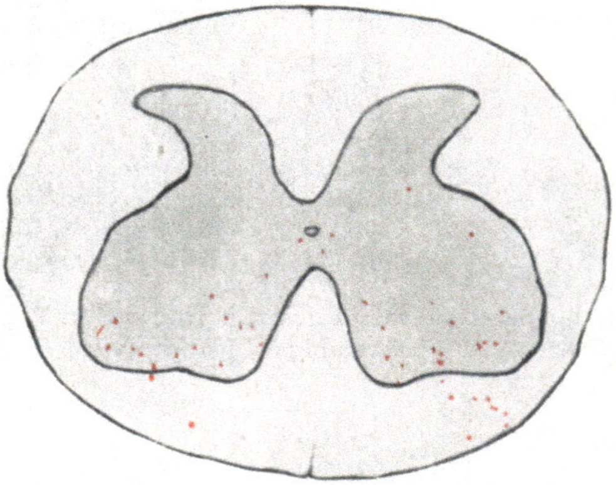

Lendenmark

Rückenmark

Abb. 87 und 88. I. n. Infektion, paralytisches Stadium; Gruppe A und B

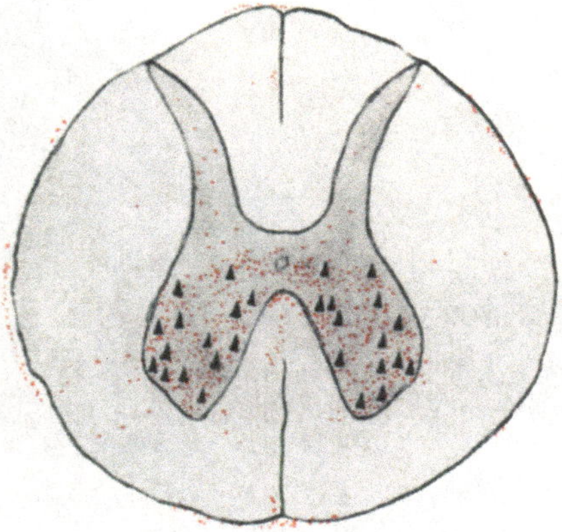

oberes Halsmark

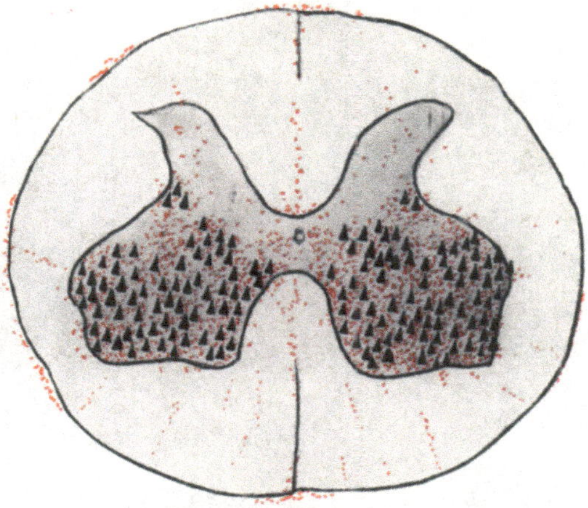

Halsmark

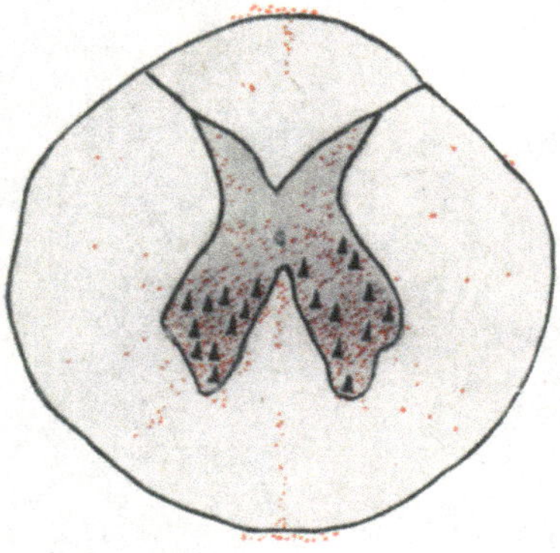

Brustmark

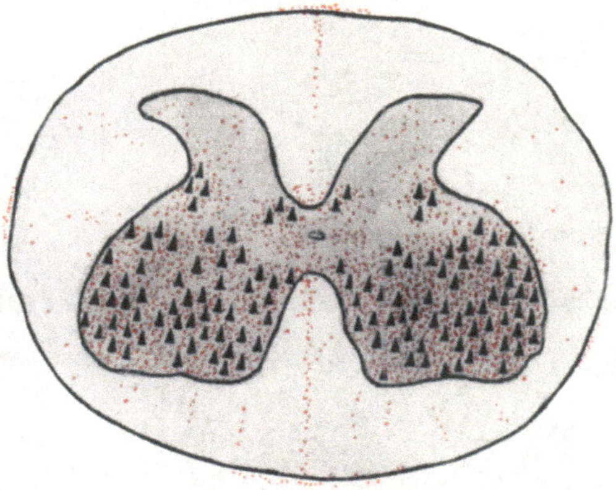

Lendenmark

Rückenmark

Abb. 89 und 90. I. n. Infektion, paralytisches Stadium; Gruppe C

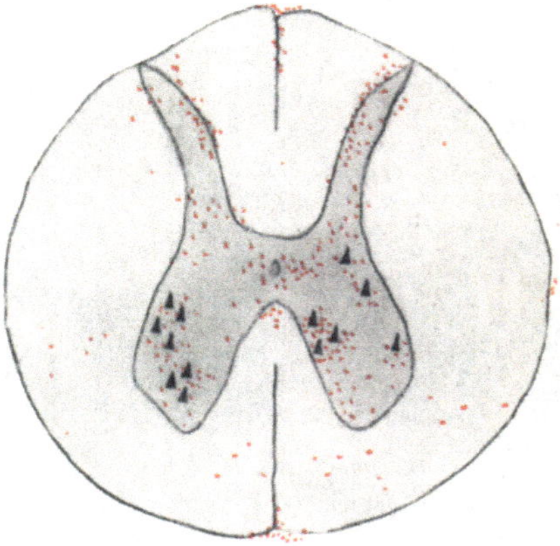

oberes Halsmark

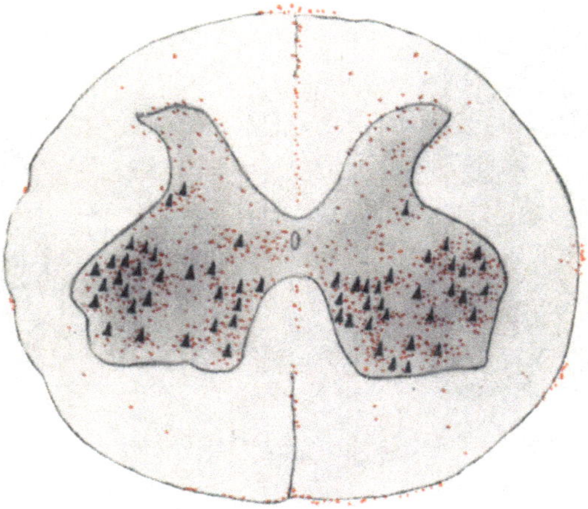

Halsmark

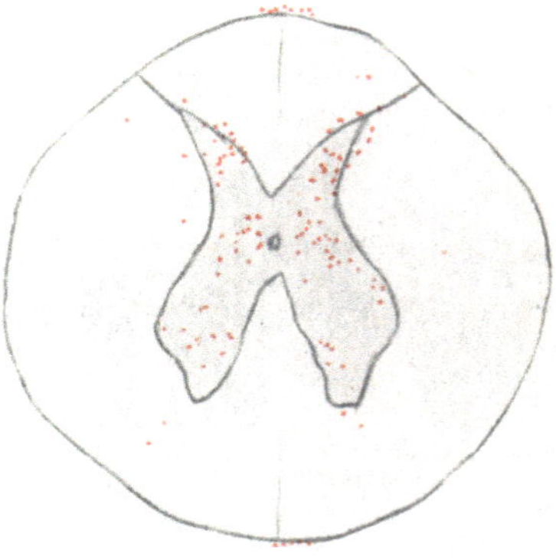

Brustmark

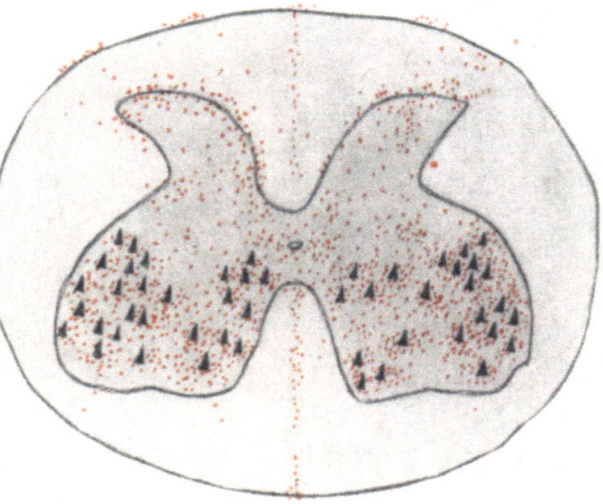

Lendenmark

Rückenmark

Abb. 91 und 92. Kontaktinfektion

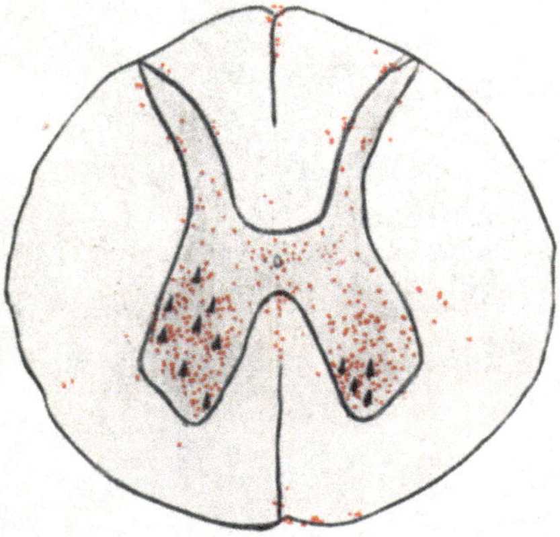

oberes Halsmark

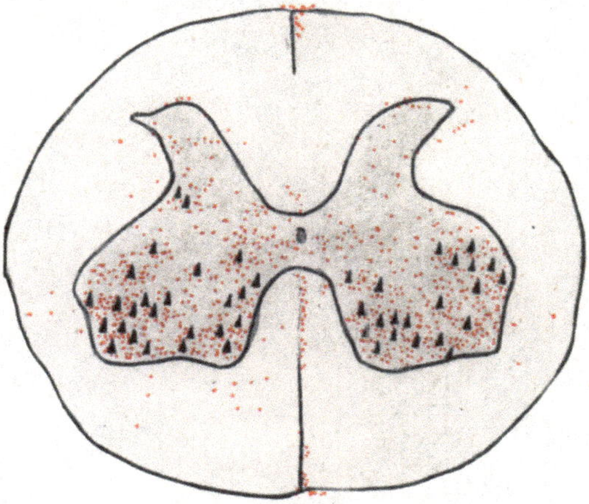

Halsmark

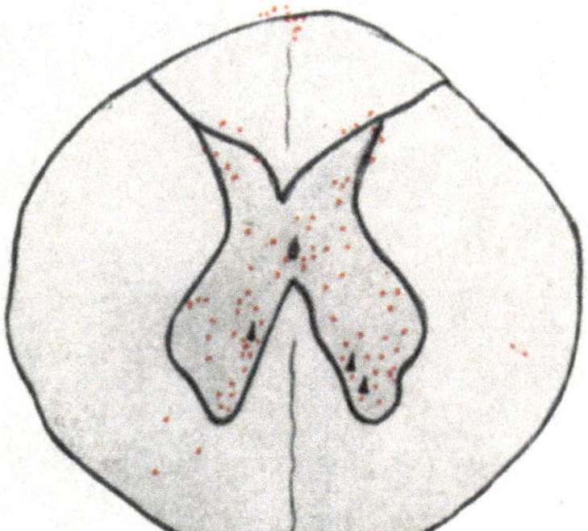

Brustmark

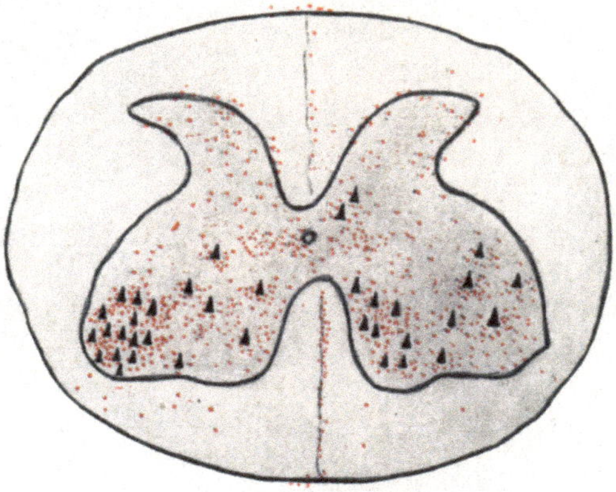

Lendenmark

Rückenmark

Abb. 93 und 94. Orale Infektion

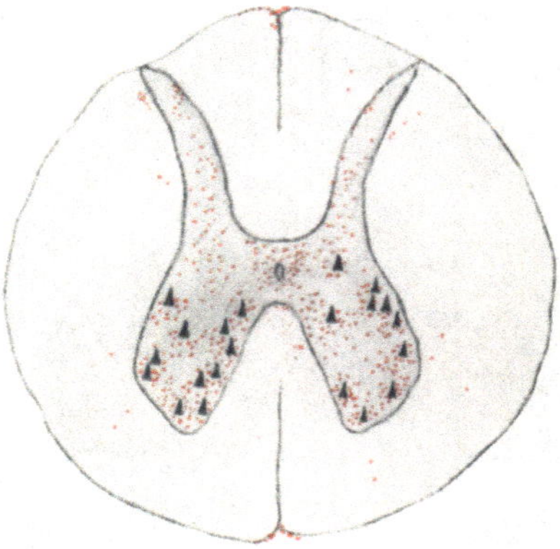

oberes Halsmark

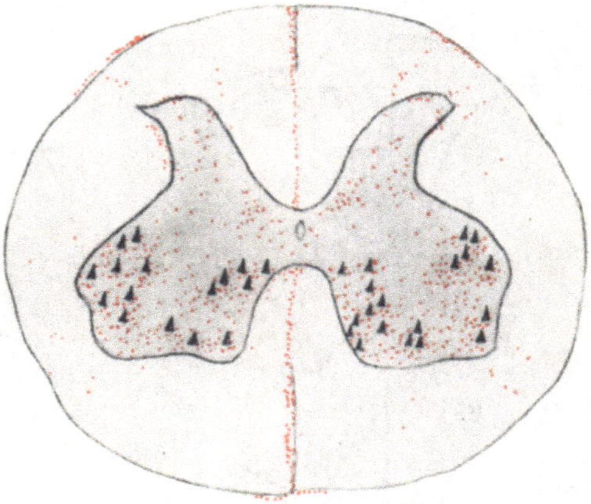

Halsmark

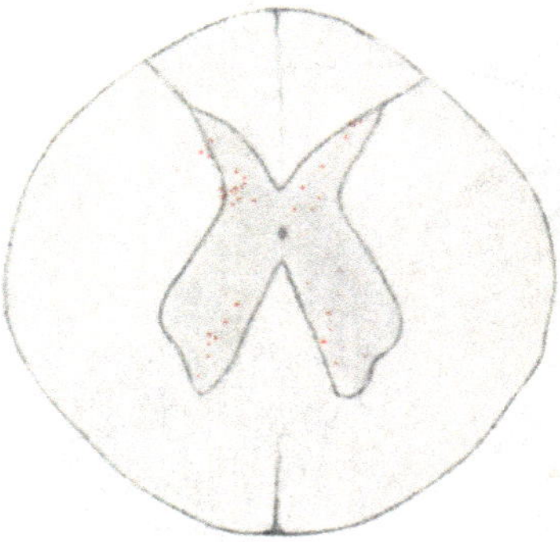

Brustmark

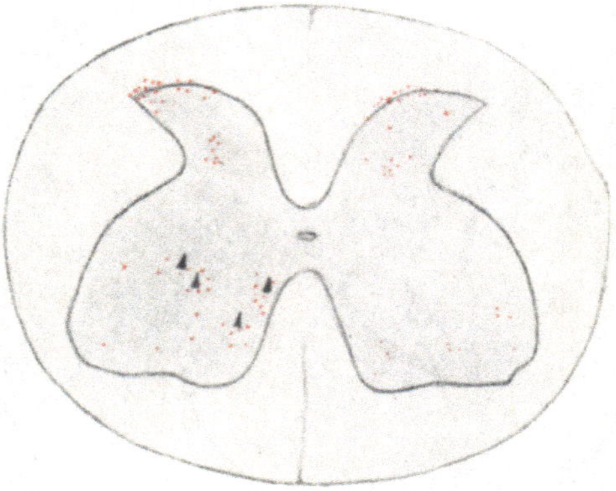

Lendenmark

Rückenmark

Abb. 95 und 96. Intramuskuläre Infektion (Oberschenkelmuskulatur)

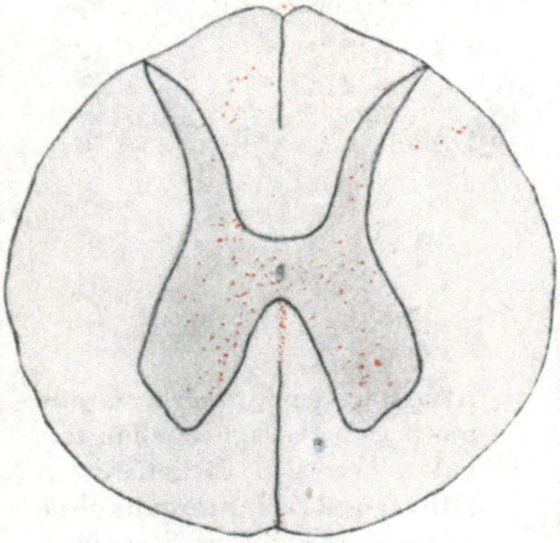

oberes Halsmark

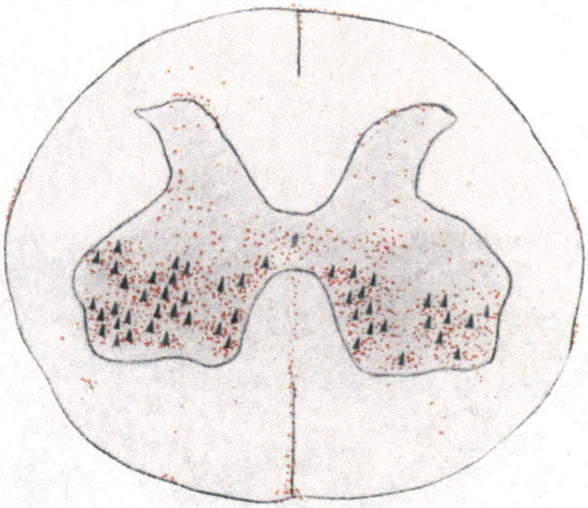

Halsmark

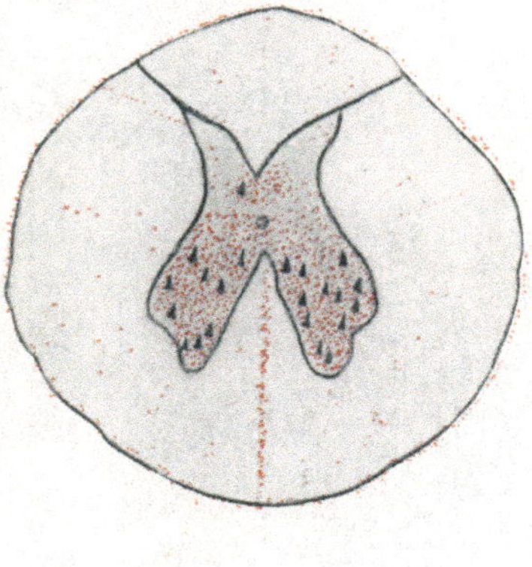

Brustmark

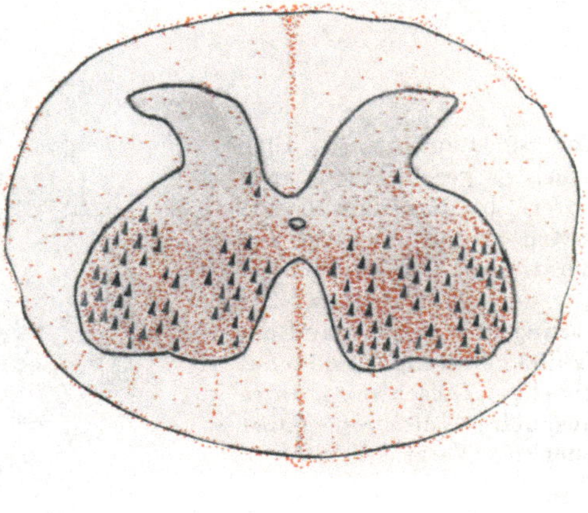

Lendenmark

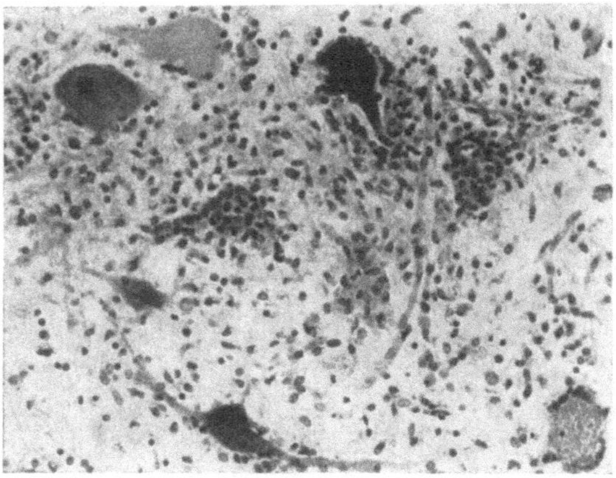

Abb. 97. Lendenmark. Erkrankte große motorische Ganglienzellen in verschiedenen Stadien des Zellunterganges: angefangen von einer Homogenisation (s. oben links) bis zur fortgeschrittenen Neuronophagie. I. n. Infektion, paralytisches Stadium (Vergr. 180×)

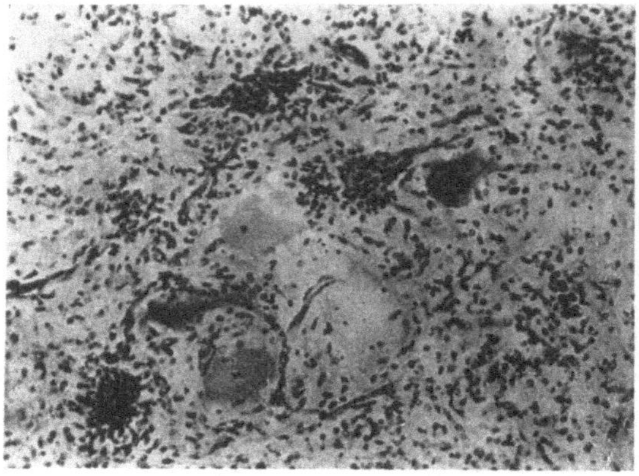

Abb. 98. Lendenmark. Große motorische Ganglienzellen mit vakuolärer Degeneration (Mitte) und Zelluntergang ohne Aktivierung gliöser Elemente. Daneben gliöse Neuronophagien. Infektion in die Oberschenkelmuskulatur (Vergr. 140×)

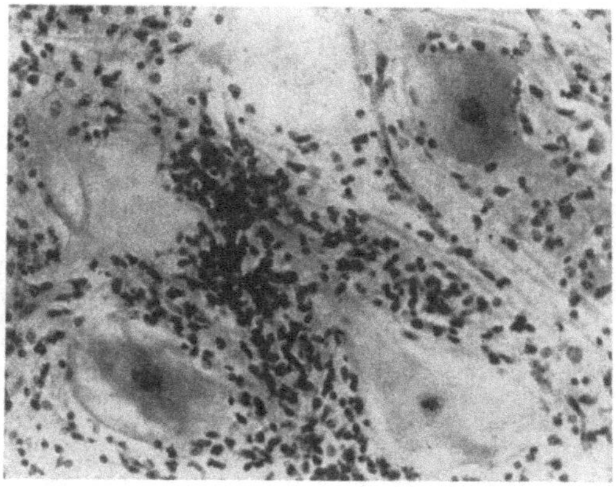

Abb. 99. Lendenmark. Blaßgefärbte, geschwollene große motorische Ganglienzellen inmitten massiver gliöser Proliferationen. Staubartiger Zerfall der Nißlsubstanz, Zerstörung der Kernbestandteile, Vakuolenbildung und schattenartiger Zellschwund. Intramuskuläre Infektion (Oberschenkel) (Vergr. 260×)

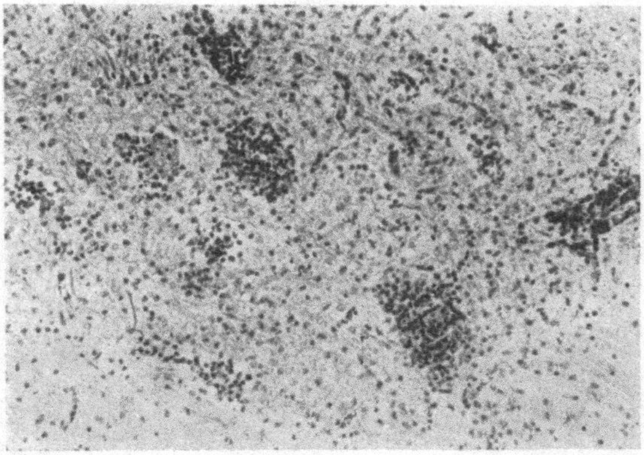

Abb. 100. Leukozytär-gliöse Neuronophagien aus dem Lendenmark bei Infektion in die Oberschenkelmuskulatur. Polymorphkernige Leukozyten auch frei im Gewebe (Oxydasereaktion positiv) (Vergr. 160×)

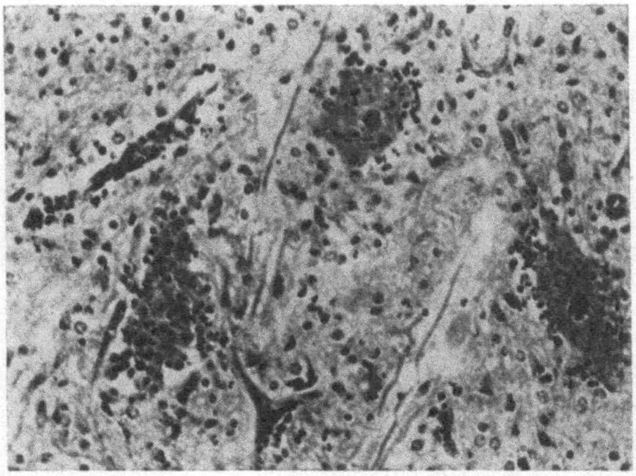

Abb. 101. Leukozytär-gliöse Neuronophagien aus dem Lendemark bei Infektion in die Oberschenkelmuskulatur (Oxydasereaktion positiv) (Vergr. 260×).

Rückenmark

Abb. 102 und 103. Intramuskuläre Infektion (Zungenmuskulatur)

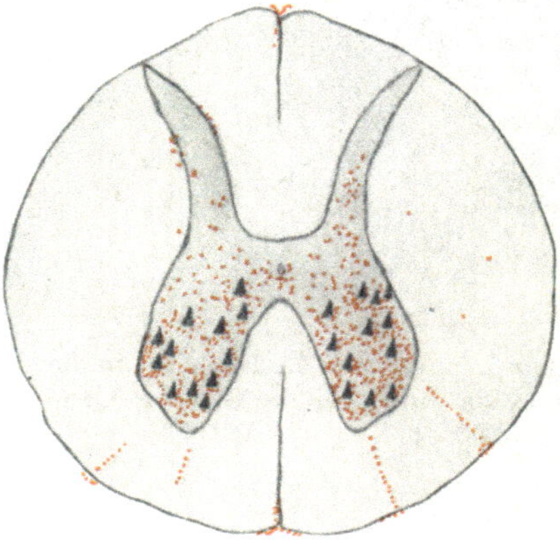

oberes Halsmark

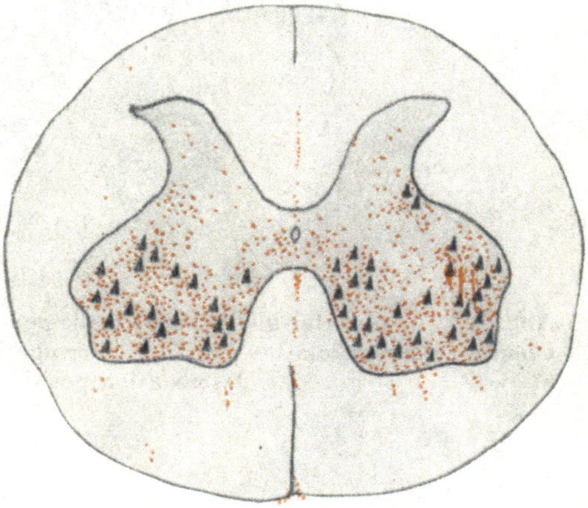

Halsmark

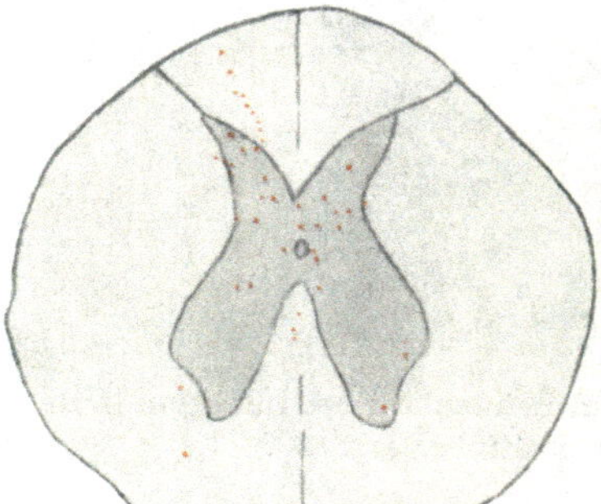

Brustmark

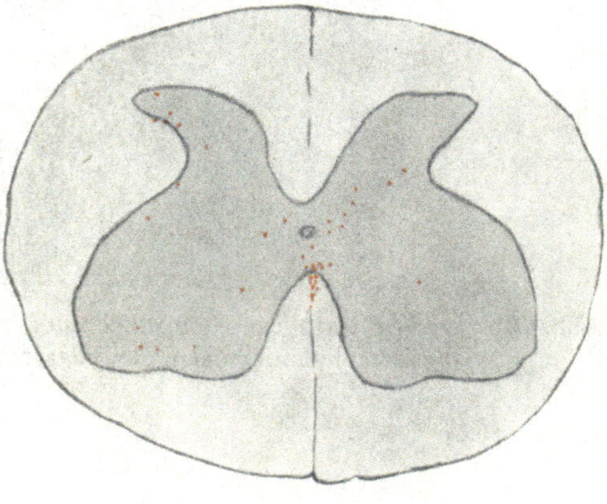

Lendenmark

Rückenmark

Abb. 104 und 105. Intravenöse Infektion

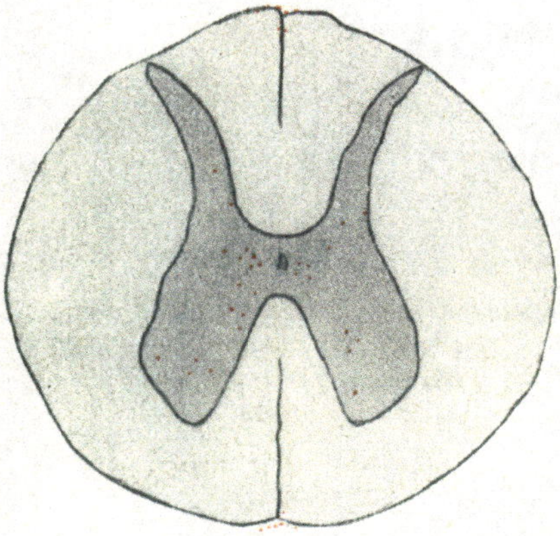

oberes Halsmark

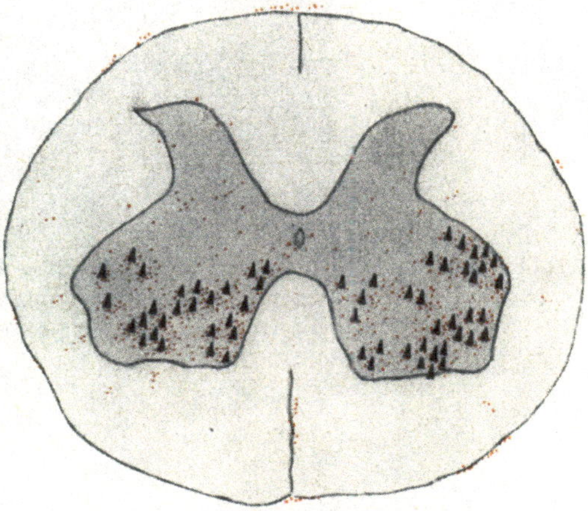

Halsmark

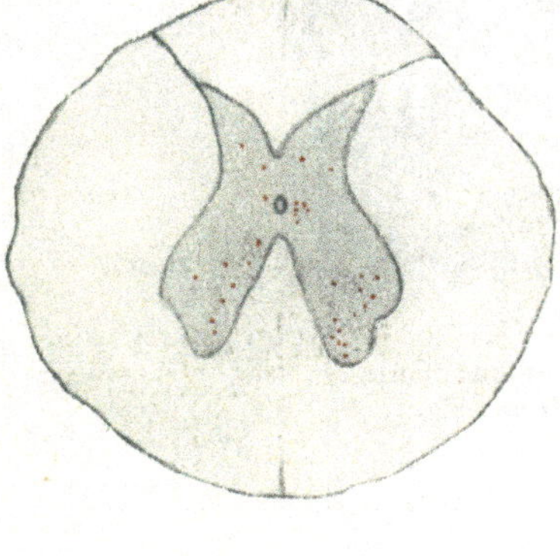

Brustmark

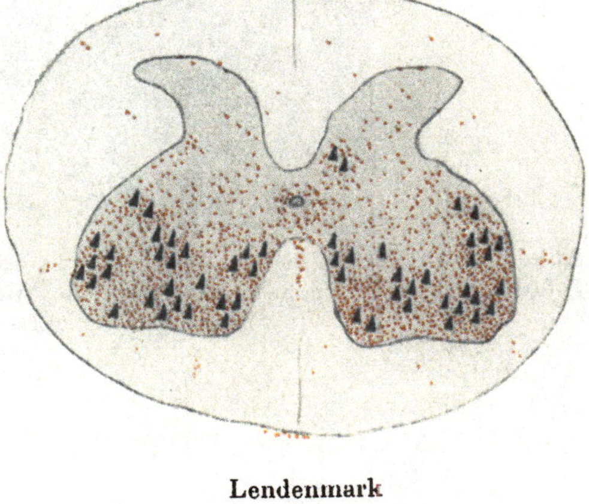

Lendenmark

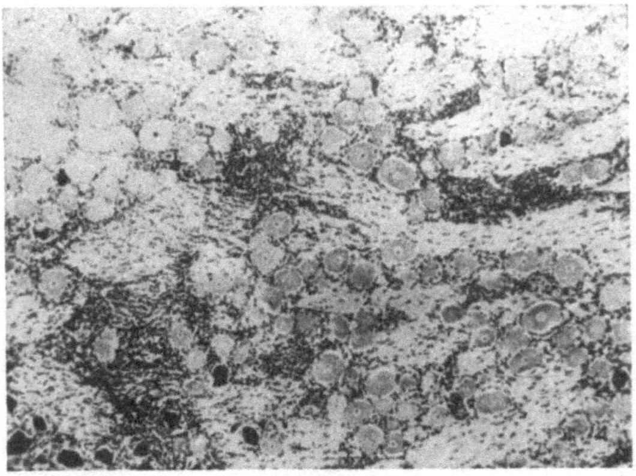

Abb. 106. Ganglion Gasseri mit typischen interstitiellen gliös-mesenchymalen Infiltraten und überwiegend intakten Ganglienzellen. Links oben eine aufgeblähte hellfarbene Ganglienzelle mit pyknotischem Kern (Vergr. 80×)

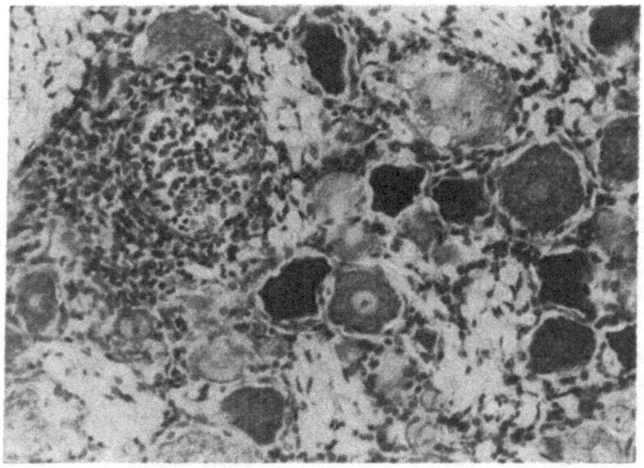

Abb. 107. Aus dem Ganglion Gasseri: links oben von Kapselzellen und interstitiellen Infiltratzellen überwucherte Ganglienzelle. Rechts oben: Ganglienzelle mit wabigschaumigem Zytoplasma (Vergr. 220)

FSC
www.fsc.org
MIX
Papier | Fördert
gute Waldnutzung
FSC® C083411

Kolibri 360 GmbH
Ferdinand-Jühlke-Straße 7
99095 Erfurt, Deutschland
produktsicherheit@kolibri360.de